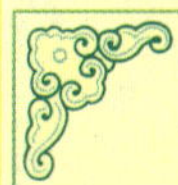

国医绝学百日通

汤饮粥膳养生祛病

李玉波　翟志光　袁香桃◎主编

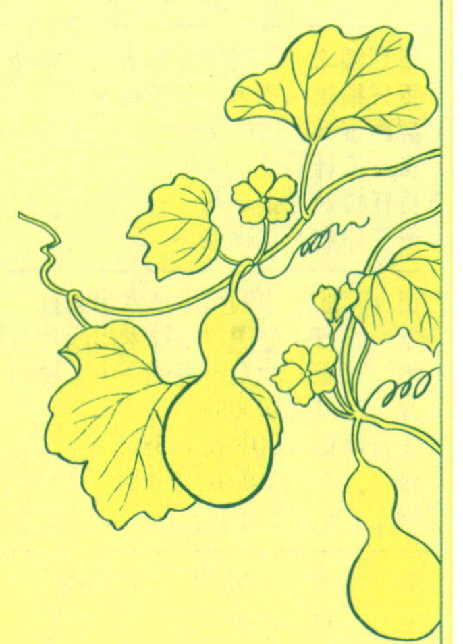

中国科学技术出版社
·北　京·

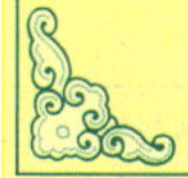

图书在版编目（CIP）数据

汤饮粥膳养生祛病 / 李玉波，翟志光，袁香桃主编. -- 北京：中国科学技术出版社，2025.2

（国医绝学百日通）

ISBN 978-7-5236-0766-4

Ⅰ.①汤… Ⅱ.①李… ②翟… ③袁… Ⅲ.①食物养生－基本知识②食物疗法－基本知识 Ⅳ.①R247.1

中国国家版本馆CIP数据核字（2024）第098693号

策划编辑　符晓静　李洁　卢紫晔
责任编辑　曹小雅　王晓平
封面设计　博悦文化
正文设计　博悦文化
责任校对　张晓莉
责任印制　李晓霖

出　　版　中国科学技术出版社
发　　行　中国科学技术出版社有限公司
地　　址　北京市海淀区中关村南大街 16 号
邮　　编　100081
发行电话　010-62173865
传　　真　010-62173081
网　　址　http：//www.cspbooks.com.cn

开　　本　787毫米×1092毫米　1/32
字　　数　4100千字
印　　张　123
版　　次　2025 年 2 月第 1 版
印　　次　2025 年 2 月第 1 次印刷
印　　刷　小森印刷（天津）有限公司
书　　号　ISBN 978-7-5236-0766-4 / R · 3282
定　　价　615.00元（全41册）

（凡购买本社图书，如有缺页、倒页、脱页者，本社销售中心负责调换）

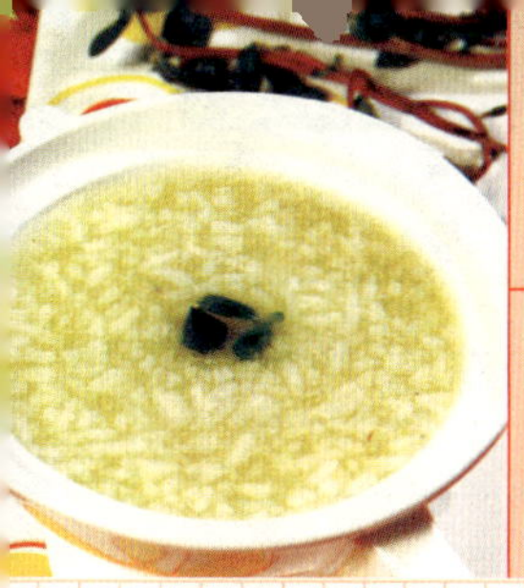
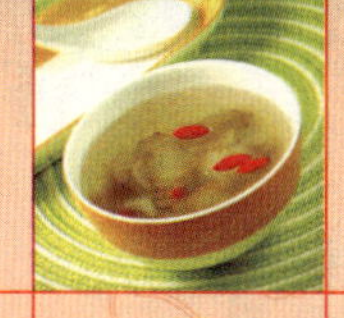
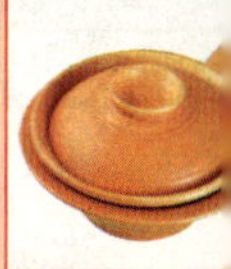
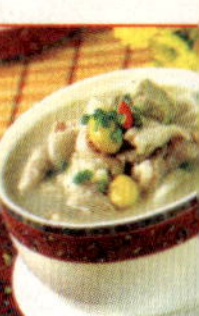

目录

第一章 认识延年益寿的“汤博士”

第二章 认识祛病养生的“粥大夫”

第三章 中医全面养生——汤饮粥膳疗方

第四章 汤饮粥膳增强体质、改善亚健康

第五章 汤饮粥膳改善常见病

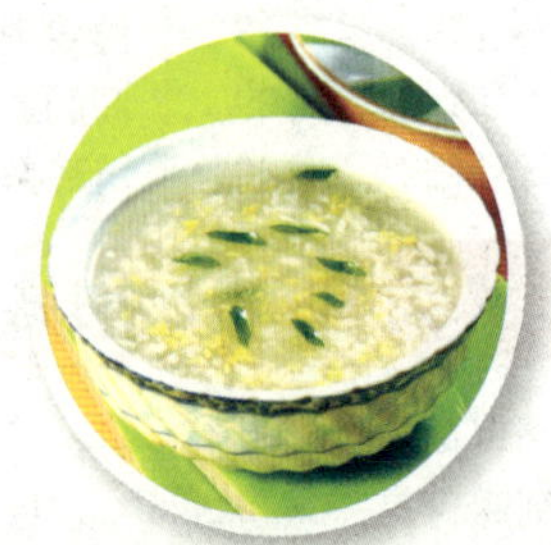

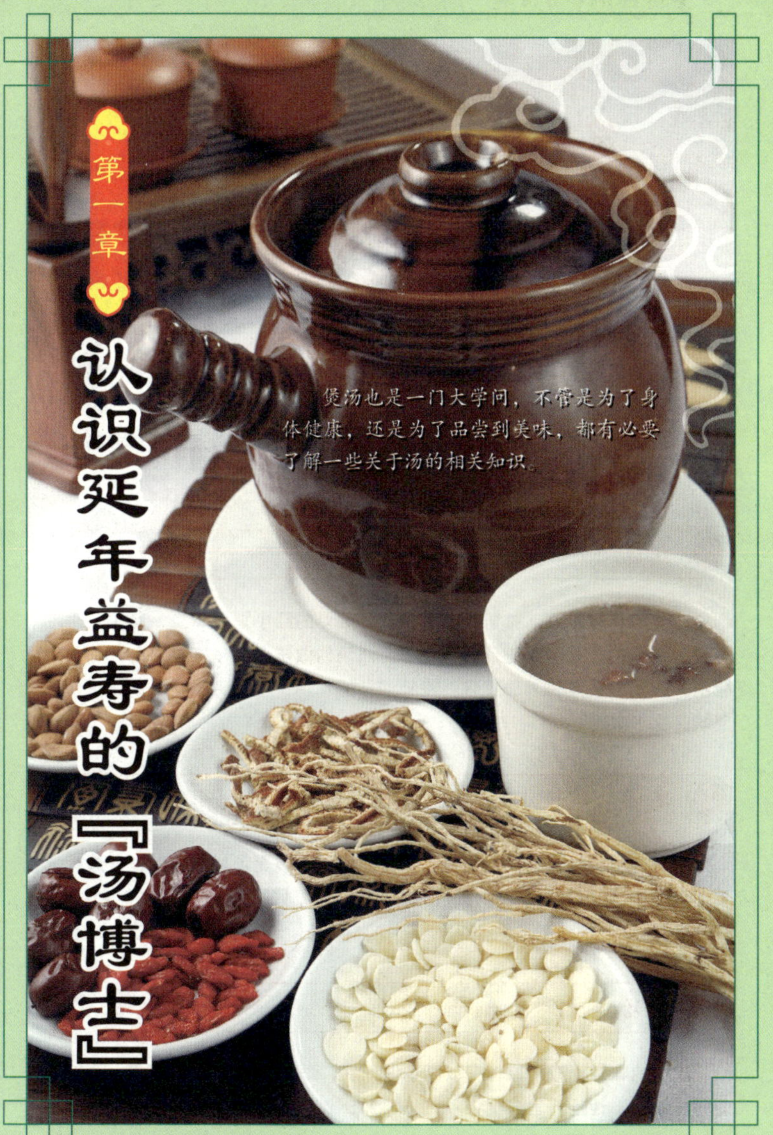

第一章

认识延年益寿的『汤博士』

煲汤也是一门大学问，不管是为了身体健康，还是为了品尝到美味，都有必要了解一些关于汤的相关知识。

第一节　了解汤的分类

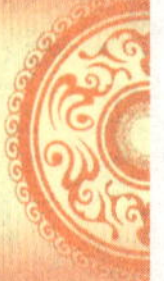

清淡汤

这里所说的清淡汤，就是指味道比较清淡的汤。加热时间较短，汤汁清淡而不混浊，这是清淡汤的特色，适合喜好清淡口味的人群饮用。由于材料加热的时间不长，鲜味无法在汤中完全释放，因此必须靠调料或高汤提味。如家常的青菜豆腐汤、蛋花汤等。

甜汤

这种汤味道甜美、材料选择多样，有常见的红小豆、绿豆、花生，也有较为高级的黑糯米、芝麻、核桃等。甜汤的做法多种多样，广东人称为糖水。甜汤大多具有养颜美容、滋补润肺的作用，坚持每天喝一碗，可使皮肤白皙水嫩。

高汤

高汤选用的材料主要为猪骨、鸡骨和鱼骨等。高汤材料的制作、选择要选其优点，如此方能熬出物美价廉的高汤。有了好高汤，再加入其他食材，滋味更鲜美。

浓汤

浓汤的味道比较醇厚，它以高汤做汤底，添加各种材料一 起煮，再以淀粉料勾芡，让汤汁呈浓稠状。

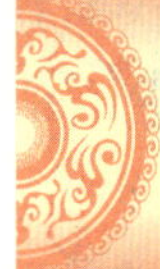

第二节　居家煲汤面面谈

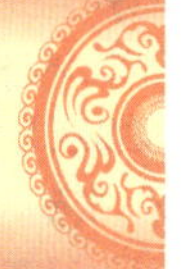

煲汤的方法

汤好不好喝，与煲汤的方法有非常密切的关系，除此之外，还要选择适当的调味品，只有将二者结合起来，才能烹调出味道鲜美、营养丰富的汤品。煲汤的方法多种多样，最常见的应属以下几种：

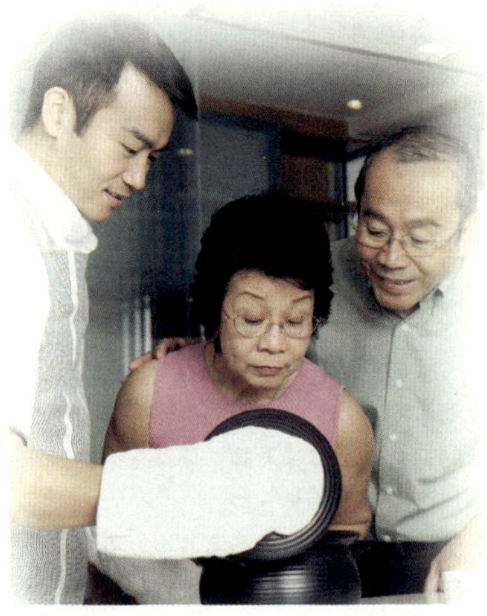

煲汤是一门大学问，不同的方法可以做出营养、口味均不相同的汤

□汆

汆是对一些烹饪原料进行过水处理的方法，是煮汤的常用方法之一。汆属于大火速成的烹调方法，其特点是质嫩爽口、清淡解腻。操作要求为：

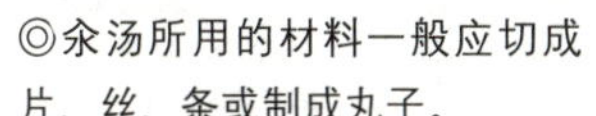

◎汆汤所用的材料一般应切成片、丝、条或制成丸子。

◎这种制法容易产生浮沫，要除去。

□炖

炖汤是将原料放入陶器，加好汤和调味料，大火烧开后持续小火加热至原料酥烂而汤汁醇厚的一种熬汤方法。操作要求为：

◎炖汤要选用质地较老、富含蛋白质的食材。

◎炖汤的容器陶器既是加热器皿（锅），又是盛器，烹制完毕连锅上桌。炖汤用陶器能使原料的风味物质缓慢而尽可能多地析出，而使汤的风味大增。
◎炖汤一般调料一次加准，特别强调小火长时间加热。
◎一般在加完所有材料后，先用大火烧开锅再用小火长时间加热至食材酥烂即可。

□煨

所谓煨，指将质地较老的原料放到锅中，用小火长时间加热直到原料酥烂为止。其特点是：主料酥烂、汤汁浓香、口味醇厚。操作要求为：
◎煨汤必须选择质地较老、纤维较粗、不易熟的原料，并将其切成较小的块状。
◎煨汤要用小火长时间煨煮。
◎汤汁不用勾芡，盐一般在最后放入。

□煮

所谓煮汤，和氽有些相似，但煮比氽的时间长。煮是把主料放在汤汁或清水中，用大火烧开后，改用中火或小火慢慢煮熟的一种烹调方法。煮汤的特点是：口味清鲜、汤菜各半。操作要求为：
◎加热的时间略长一些。
◎汤汁较多，要做到汤菜各半，不需要勾芡。
◎在煮的过程中，汤要一次性加足，不要中途续加，否则会影响味道。

煲汤的器具

□高压锅

高压锅能在最短的时间内迅速将汤品煮好，食材营养还不被破坏，既省火又省时，适于煮质地有韧性、不易煮软的原料。但高压锅内放入的食物不宜超过锅的最高水位线，以免内部压力不足，无法将食物快速煮熟。

□瓦罐

制鲜汤以陈年瓦罐煨的效果最佳。瓦罐是由不易传热的石英、长石、黏土等原料配成的陶土经过高温烧制而成。其通气性、吸附性好，还具有传热均匀、散热缓慢等特点。煨制鲜汤时，瓦罐能均衡而持久地把外界热能传递给内部原料，相对平衡的环境温度有利于水分子与食物的相互渗透，时间维持得越长，鲜香成分溢出得越多，煨出的汤滋味就越鲜醇，被煨食品的质地就越酥烂。

□焖烧锅

这种锅适合煲纤维较多的猪肉、牛肉、鸡肉类汤品，或豆类、糙米等坚硬谷豆类汤品。煲汤时，将原料放入内锅煮沸，再放入外锅静置 1~2 小时，再把原料渐渐煮熟透。焖烧锅的最大特点是，既省煤气，又可保留食物的营养成分。用焖烧锅烹调时，放入的食物不宜太少，以满为佳。

□砂锅

用砂锅煲汤可保持原汁原味。砂锅耐高温，经得起长时间的炖煮。用砂锅煲汤时要先放水，再把砂锅置于火上，先小火慢煮，再大火煮。用砂锅煲汤，汤汁浓郁、鲜美且不丢失原有的营养成分。不过砂锅的导热性差、易龟裂，新砂锅最好不要直接用，第一次用最好先在锅底抹一层油，放置一天后洗净煮一次水再用。

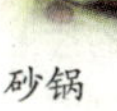

砂锅

国医小课堂

煲汤忌一锅百用

煲汤时，器皿的选择是一个很重要的环节，有人认为一锅可百用，这种想法是错误的。每种汤锅都有其独特的作用。想要省钱、省时地煲出一锅味道鲜美的汤品，就必须先了解做汤工具的种类和正确的使用方法。

煲汤的8个原则

民以食为天，而食的本质是营养，在外忙碌了一天，回到家如果能喝上一碗滋味鲜香、营养丰富的汤，感觉真是不一样。要使汤真正发挥出强身健体、防病强身、增强体质的作用，就要在制作方法上下一番苦功夫。

□选择新鲜材料

新鲜并不是历来所讲究的“肉吃鲜杀鱼吃跳”的“时鲜”。现在所讲的鲜指鱼、畜、禽杀死后在3～5小时内烹调，此时鱼或禽肉的各种酶使蛋白质、脂肪等分解为氨基酸、脂肪酸等人体易吸收的物质，不但营养最丰富，味道也最好。

□清除蔬菜上残留的农药

当前提倡食用绿色无公害食品，但是，受许多客观因素的制约，人们无法确保每餐用的原料都是绿色无公害的，在此情况下，清除蔬菜上的农药就成了一个重要问题。煮汤前，如何清除蔬菜上的农药呢？有两种常用方法值得人们借鉴：一种方法是，先将蔬菜用清水冲洗干净，然后将蔬菜浸到盛放小苏打水的盆里，浸泡5～10分钟，再用清水冲洗干净即可；另一种方法是，先用清水将蔬菜冲洗干净，然后将其放入清水盆，并滴入几滴果蔬清洗剂浸泡片刻，最后用清水冲洗干净即可。

□配水要合理

水既是鲜香食品的溶剂，又是食品的传热媒介，还是汤的精华。水温的变化、用量的多少

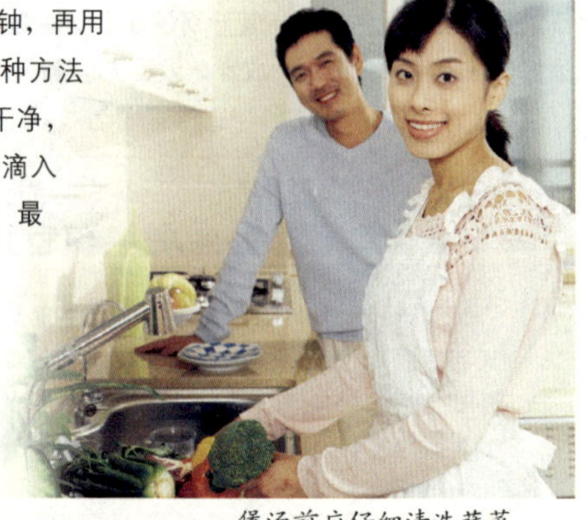

煲汤前应仔细清洗蔬菜

对汤的味道有直接的影响。煮汤时，用水量一般控制在主要食材质量的2~3倍，也可按熬1碗汤加2倍水的方法操作。

□调料添放要适度

做汤的基本调料有：盐、酱油、酱、豆豉、番茄酱、醋、味精、鸡粉、蚝油、虾油、辣椒、姜、葱、花椒、八角、香叶、丁香、孜然、肉蔻、小茴香、陈皮等。广东人煲汤讲究原汁原味，不喜欢往汤中加过多调味品，担心破坏食材原有的鲜香味。广东人的这种意识是健康的，过多地加入调料，的确会影响汤的口感，破坏汤的营养成分，因此，不宜放入过多调味品。

□把握材料切放时机

一些需要长时间炖煮的材料，如肉、鱼、某些根茎类蔬菜，可同时放到锅中，根茎类蔬菜宜切大块；一些比较容易熟的嫩叶类蔬菜最好在起锅前几分钟放入，以保证食材成熟度一致。

□材料搭配要适宜

许多食物之间已有固定的搭配模式，使营养相互补充，即汤水中的"黄金搭档"。例如，将酸性食品——肉与碱性食品——海带搭配，就是一个完美的组合，不仅汤的味道鲜美，营养价值还很高，人们称这种汤为"长寿食品"。

□火候大小决定汤的质量

一提到煲汤，人们的直观想法就是将一锅材料放在大火上长时间地熬。殊不知，这种做法会影响汤的营

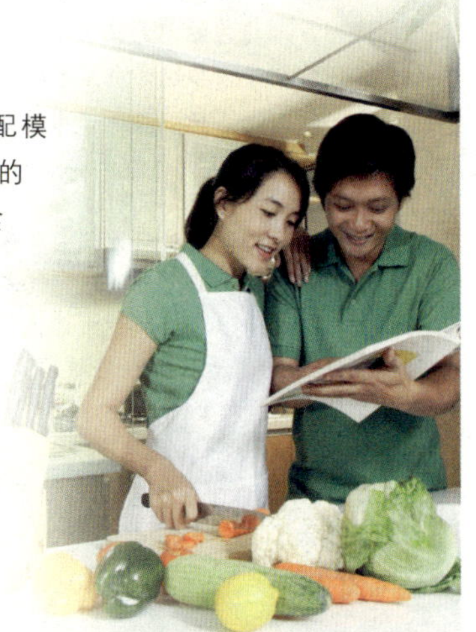

煲汤的材料要合理搭配

养价值。汤对火候的要求很高，一锅味道鲜美的汤，是用大火炖煮还是用小火慢熬，要因所选材料而定。火候不对，会破坏汤中的营养成分。

□煲汤不是炖汤

煲是把材料放到锅中，直接置于火上焖煮。煲汤的时候，锅中的汤水会越来越少，食材也会变得酥软。而炖汤是将原料放入炖盅再隔水蒸煮，以隔水方式蒸煮为原则。炖汤的汤汁味道浓厚香醇，色品上清而不混浊，营养价值比煲汤更高。这是煲汤与炖汤的最大区别。

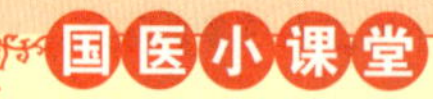

选好水煲好汤

汤煲得好不好，要看选用的材料、调料、煲汤的器具，除此之外，还要看用什么水。水用对了，能使汤的味道和营养更上一层楼。另外，《吕氏春秋·本味篇》记录："凡味之本，水最为始。五味三材，九沸九变，火为之纪。"由此可以看出，煮汤也要讲究水的选择。

我国古代煲汤时多选用井水或泉水，其中使用泉水煲汤是最好的。这是因为泉水所含杂质极少，水质软，清澈甘美，且含有多种无机物。

溪水、江水与河水等长年流动的水用来煮汤也很好。但是现在有些江河之水混浊度很高，需要澄清之后才能使用。

井水食用深层地下水渗透而出的，一般污染少，水质洁净，适合煲汤。而浅层地下水则很容易被污染，且水质较差，不适合煲汤。

自来水一般都是经过人工净化过的江水、河水或湖水。但有时自来水含有过量的氯化物，气味浓重，就不适合煲汤了。

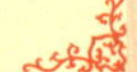

第三节　喝汤的5个注意事项

如果说煮汤要讲究一定的方式方法，那么喝汤也要遵守一定的原则，什么时候喝、怎样喝都有其特定的章法，喝得合理，则延年益寿，喝得不得法，则适得其反。那么，喝汤应注意哪些问题呢？

汤饭不能混合吃

有人喜欢吃“汤泡饭”，这是非常不科学的吃法，对健康有弊无利，时间长了，会引发胃病。众所周知，嚼烂的食物容易被胃肠道消化吸收，有利于身体健康。而汤与饭混合在一起吃，食物在口腔中尚未被完全嚼烂，就与汤一同进入了胃，食物没有充分咀嚼，唾液分泌得少，与食物混合搅拌不均匀，淀粉酶也会被汤水稀释，这无形中给胃增添了许多负担。更何况，胃和胰脏分泌的消化液本来就不多，而且被汤冲淡了，吃下去的食物更不能得到很好的消化吸收，这就形成了一个恶性循环，久而久之会引发多种疾病。

汤、渣要一起吃

大多数人认为，汤经过长时间煲煮，“渣”中的营养物质已全部融进了汤，因此，“渣”就失去了食用价值。事实上，这种看法有些片面。有关实验证明，用鱼、鸡、牛肉等富含蛋白质的材料煮汤，6小时后，汤看上去已经很浓了，可事实上只有6%～15%的蛋白质进入了汤，其余的85%以上仍留在所谓“渣”中。由此可见，有些汤的“渣”并非没有食用价

喝汤的时候连“渣”一起吃才不浪费

值，喝汤时最好连“渣”一同食用，这样不会造成浪费。

忌喝单一种类的汤水

人体所需的营养成分种类繁多，一款汤不可能将所有营养元素全部包含在内，因此，爱喝单一种类汤水的人易出现营养不良的现象。医学上提倡用几种动物性与植物性食品混合煮汤，不但可以使鲜味相互交融，还能为人体提供必需的氨基酸、矿物质和维生素，从而达到维持身体功能的目的。

女性应对症喝汤

工作繁忙使得职业女性备感心烦、疲倦、睡眠不佳、肤色暗淡，这些都是压力造成的。女性应该懂得爱惜自己，经常喝些具有食疗效果的汤水，能令自己轻松应对每一天。当然，这必须在对症喝汤的前提下才能达到目的。

——**失眠、肤色暗淡的女性**：应该用虫草甲鱼汤予以滋补。冬虫夏草与甲鱼一起炖汤，有健脾、安神、美白肌肤的功效。

——**月经不调、皮肤粗糙的女性**：应及时用红枣乌鸡汤予以滋补。红枣自古就有补血的功效，乌鸡也是益气、滋阴的佳品，对调经补血有良好的效果。

——**脾胃不强、满脸痘痘的女性**：可用土茯苓甲鱼汤补养身体。此汤具有

国医小课堂

饭后喝汤有害健康

常言道：“饭前喝汤，苗条健康；饭后喝汤，越喝越胖。”这种说法是有科学依据的。饭后喝汤不但会越喝越胖，还会影响健康。因为，最后喝下的汤会把原来已经被消化液混合好的食物稀释，影响食物的正常消化，给胃肠道增加负担。

清热解毒、健脾胃的效果。

——**工作压力较大的女性**：可用花旗参甲鱼汤滋补身体。此汤能补气养阳，清火除烦，养胃，对于工作繁忙、压力过大的女性有很好的滋补作用。

——**秋冬肺热、咳嗽多痰的女性**：虫草煲水鸭汤是最好的选择，此汤具有补肺益肾、止咳化痰的作用。值得注意的是：脾胃虚寒、胃溃疡者最好不要食用，以免适得其反。

——**压力导致头痛的女性**：可用天麻乳鸽汤调养身体。天麻对治疗头痛目眩、肢体麻木有特别好的效果，乳鸽的营养较为丰富，而且口感好。

不喝60℃以上的汤

人的口腔、食管、胃肠道能承受的最高温度为60℃，一旦超过了这个温度，会造成黏膜烫伤。尽管人体有自行修复的功能，但反复损伤也会使上消化道黏膜恶变。据调查材料表明，喜欢吃烫食的人，食管癌的发病概率要高于常人。那么汤在什么温度时最宜饮用呢？为了维护健康，将汤的养生作用发挥出来，最好待汤冷却到50℃以下饮用。

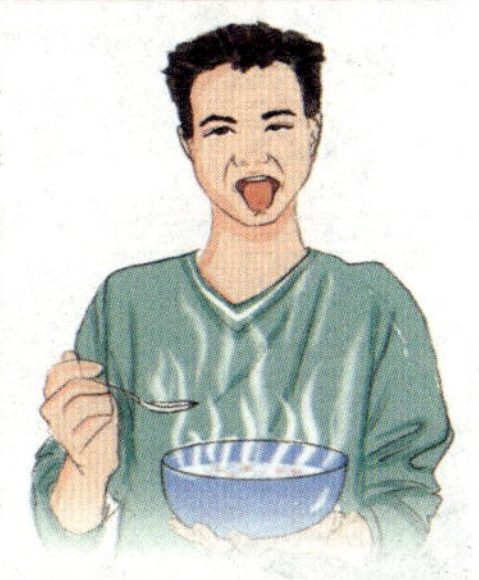

汤的温度要控制在60℃以下，以免烫伤消化道黏膜

国医小课堂

喝汤的正确方法

正确的喝汤方法是饭前先喝几口，为口腔、肠道涂抹一层润滑剂，减少干硬食物对消化道黏膜的损害，促进消化腺分泌，起到帮助消化的作用。吃饭过程中喝汤，对食物的搅拌和稀释有很大帮助，有益于胃肠道对食物的消化和吸收。

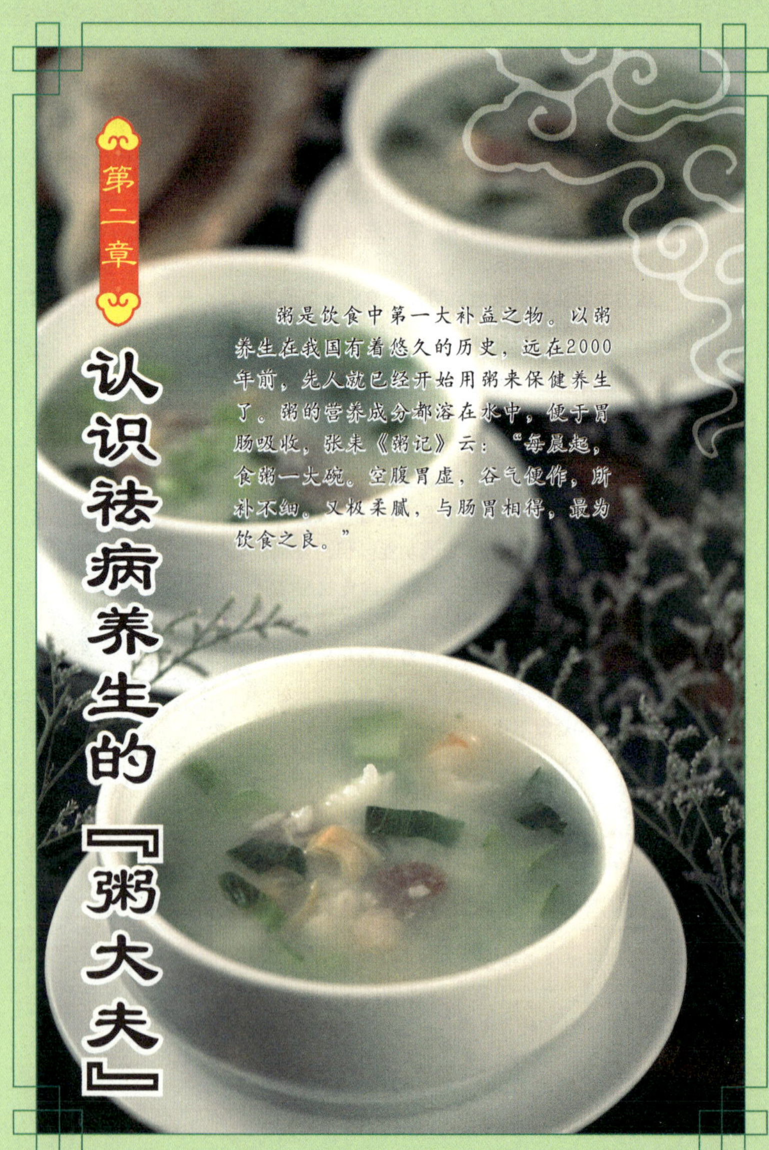

第二章 认识祛病养生的『粥大夫』

粥是饮食中第一大补益之物。以粥养生在我国有着悠久的历史，远在2000年前，先人就已经开始用粥来保健养生了。粥的营养成分都溶在水中，便于胃肠吸收，张耒《粥记》云：“每晨起，食粥一大碗。空腹胃虚，谷气便作，所补不细。又极柔腻，与肠胃相得，最为饮食之良。”

第一节　了解粥的分类

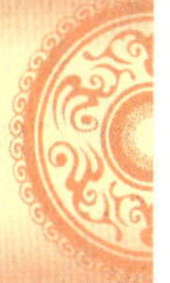

粥膳经历了几千年的发展，其花样不断翻新，种类也逐渐增多。粥的品种和档次今非昔比，各种风味的粥也屡见不鲜，如八宝粥、养颜粥、淡粥、甜粥、咸粥等，各式各样的蔬菜粥、水果粥、鲜花粥层出不穷。

依照形态分类

这种分类方法多见于古代。古人依照形态的不同把粥膳分为两类，即稀粥与稠粥。

□稀粥

稀粥是以米加水直接烹制而成的，且是一种米少水多的粥，形态与稀饭相似，古代称之为酏。用来熬煮稀粥的米、水比例大致为1：20。

□稠粥

稠粥也是以米加水烹制而成的粥品，但与稀粥不同的是，稠粥是黏稠的粥，米与水的比例大致为1：15。

依照原料分类

根据制作粥膳所用主要原料的不同可将粥分为三大类，即白粥、食品粥和食疗药粥。

□白粥

白粥指将米加水直接烹制而成的粥，多以五谷杂粮为主要原料。制作白粥常用的原料有：稻米、小米、玉米、小麦、燕麦、荞麦、薏米、黑米、黑豆、黄豆、红小豆、绿豆等五谷杂粮。

古代医书指出："五谷为养。"可见，由五谷杂粮制成的白粥，其养生作用不容忽视。每种粥品都有各自不同的养生功效，较为常见的粥膳养生功效包括：养心安神、滋阴、壮阳、清热、利湿、润肠、健脾胃等。

□食品粥

食品粥是在白粥的基础上发展而来的，在原料的选用上增加了蔬菜、鲜花、水果、肉类、水产品等。由于食品粥与白粥所用的原料之间在性味上没有太大的偏差，作用较温和，因此较适宜老年人、患病儿童及体弱多病者食用，常食此类粥膳能补充营养、增强体质、提高人体的抗病能力。

□食疗药粥

食疗药粥则是在白粥或食品粥的基础上，加入中药烹制而成的。药粥常用的中药材包括：当归、人参、丹参、山楂、山药、白术、白果、甘草、神曲、枸杞子、冬虫夏草等。在制作药粥时，可将中药研成粉末后与米同煮成粥，也可将中药捣汁或煎汁代替水来煮粥。

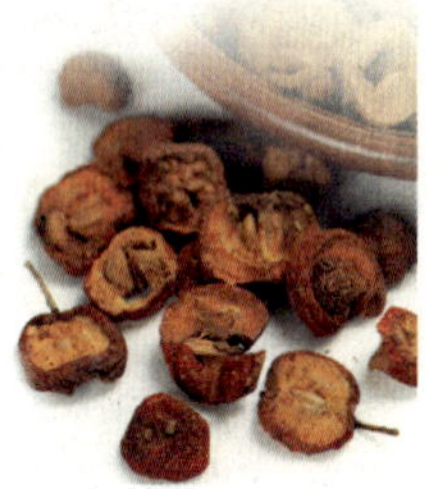
山楂

药材的使用为粥膳带来了新的功效，可以针对具体的病症自行制作药粥。用中药煮的粥，功效比白粥与食品粥更为显著，有较好的养生功效。但应注意的是，在选用每种中药前，一定要先了解自己的体质及药材的特性与功能，或者咨询中医。要意识到"是药三分毒"，任何药物都不能滥用，以免影响身体健康。

依照烹制方法分类

根据烹制方法的不同可将粥膳分为普通粥和花色粥两大类。

□普通粥

普通粥的制作方法较为简单，主要分为煮粥和熬粥两种。

煮粥的方法：将米淘洗干净，放在冷水中浸泡5~6小时，每500克米加水3000～4000克，再用大火煮至熟透即可。

熬粥的方法：将米洗净后，加入冷水，再用大火加热至滚后，立即装入有盖的木桶内，盖紧锅盖，熬约2小时即可，用这种方法熬出来的粥味道较香。

□花色粥

与普通粥相比，花色粥品种繁多，根据所用材料的不同，口味也有荤有素、有咸有甜。花色粥的做法也有两种。

一种做法是配料与米同时熬煮，但也要注意下料的先后顺序，用此方法制成的粥包括：绿豆粥、红小豆粥、豌豆粥、腊八粥等。另一种做法是煮好米粥后再放入各种配料，用这种方法制成的粥有：鱼片粥、肉丝粥、鱼蛋粥等。花色粥的名字随加入配料的不同而有所变化，一般加什么配料就叫什么粥，如苹果粥、鱼松粥、菠菜粥等。

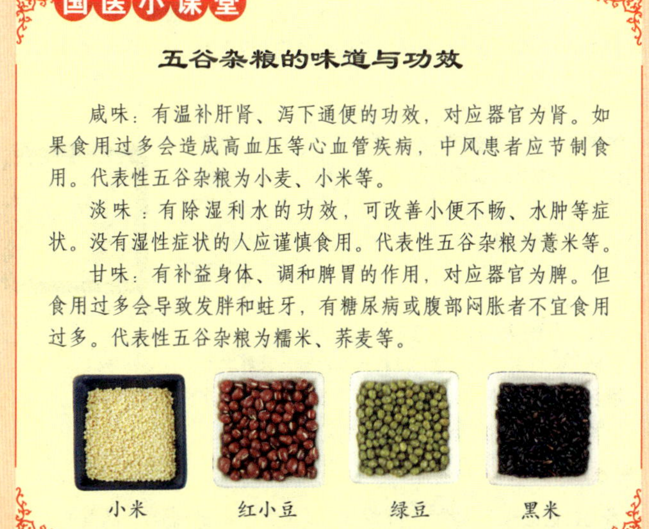

国医小课堂

五谷杂粮的味道与功效

咸味：有温补肝肾、泻下通便的功效，对应器官为肾。如果食用过多会造成高血压等心血管疾病，中风患者应节制食用。代表性五谷杂粮为小麦、小米等。

淡味：有除湿利水的功效，可改善小便不畅、水肿等症状。没有湿性症状的人应谨慎食用。代表性五谷杂粮为薏米等。

甘味：有补益身体、调和脾胃的作用，对应器官为脾。但食用过多会导致发胖和蛀牙，有糖尿病或腹部闷胀者不宜食用过多。代表性五谷杂粮为糯米、荞麦等。

小米　红小豆　绿豆　黑米

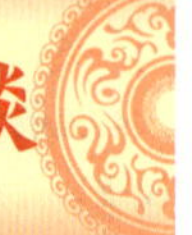

第二节　居家煮粥面面谈

中医讲究“药食同源”，也就是以食物作为药物。用当季的蔬菜、鱼及肉等，以简单的技巧搭配具有不同特性的原料，不但能让食物更加美味，还会使食物兼具营养及保健的双重价值，粥膳也是如此。

不过，粥的烹制并不简单，要想把粥煮得鲜美、好吃，也要参透其中的学问。

米的学问

煮粥米是不可缺少的。常用于烹制粥膳的米包括籼米、粳米、糯米、小米、薏米等。在选购米时一定要仔细辨别，买到优质米。

□制作粥膳常用的米

——**籼米**：一般为长椭圆或细长形，较白，透明度较差。吸水性强，胀性大，出饭率高。口感粗硬，易消化吸收。

——**糯米**：也叫江米。米质呈蜡白色、不透明或呈半透明状，吸水性和膨胀性小，熟后黏性大，常用其制作甜食或各种年糕。但较难消化吸收，胃肠消化功能弱者不宜食用。

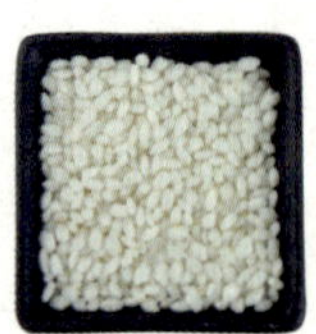

糯米煮出来的粥黏性较大，胃肠功能不佳者慎食

——**小米**：由粟脱壳制成的粮食，颗粒较小。

——**薏米**：又称薏苡仁，是谷类粮食的一种，营养丰富。

——**粳米**：米粒为椭圆形，透明度高，表面光亮。吸水性差，胀性小，不如籼米易消化。

□判断优质米与劣质米

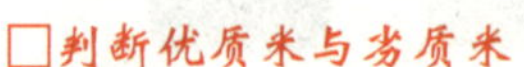

米的挑选应从不同颜色、干燥程度及是否有霉变等感官性状着手。

优质米有光泽，米粒整齐，颗粒大小均匀，碎米及其他颜色的米极少。当把手插入米中时，有干爽的感觉。然后再捧起一把米观察，米中是否含有未成熟米（即无光泽、不饱满的米）、损伤米（虫蛀米、病斑米和碎米）、生霉米粒（米表面生霉，但没完全霉变，还可食用的米粒）。同时，还应注意米中的杂质，优质米糠粉少，稻谷粒、沙石、煤渣、砖瓦粒等杂质少。

在挑选米时，还要看含黄粒米的多少（精白米中），黄粒米也称黄变米。黄变米含有许多霉菌毒素，其中的黄天精和环氯素已被证实对人类有致癌作用，不能食用。

陈米是一种储存时间过长的米。其外观质量差，色泽发暗，黄粒米较多，有糖酸气味，米香味减弱或消失。此种米煮熟后，黏性下降，米粒组织结构松散，食用时无鲜米的香气。陈米只要无霉变，仍可食用。

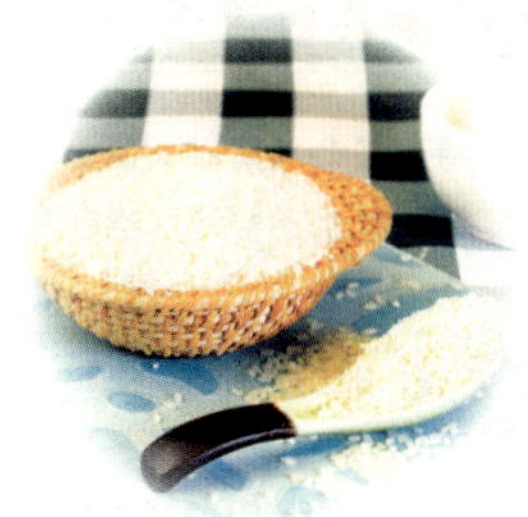

学会选米窍门，轻松购得优质米

水的用法

煮粥用的水也有讲究。一般情况下，煮粥需要用大量的水，那么应该选择什么样的水来煮粥呢？

《粥谱》认为，活水要比死水好，若用井水，要在凌晨3：00～5：00汲取为好，还有人认为煮粥用泉水好。当然，这些都是古人的观点，社会发展到今天，人们一般只用自来水煮粥了。

不论用哪种水煮粥，都要采用正确的方法。一般人都习惯用冷水煮粥，其实最适宜煮粥的是开水。因为冷水煮粥会煳底，而开水煮就不会出现这种现象。

火候也有讲究

在粥膳制作过程中，米与水固然重要，但火候的掌握也是关系粥质量的一个关键因素。

煮粥时一般应先用大火煮开，再转小火熬煮约30分钟。另外，可根据不同的火候做成不同的粥。比如：用小火熬煮加进白果和百合的粥，能够清热降火；用大火生滚的各类肉粥，低油低脂、原汁原味、口感清新。

器具的学问

用五谷杂粮烹制粥膳时，应尽量使用稳定性较高的陶瓷器具或不锈钢制品等，尽量不要使用铝制品等容易氧化的器具。

时间的把握

熬粥时间长短要视人群的不同而区别对待。熬粥时间越长，淀粉会被水解为糊精，有利于消化吸收，但容易引起血糖升高，因此，对于有糖尿病患者的家庭来说，熬粥时间不要太长。

对于其他正常人群，尤其是儿童及消化吸收能力较差的人来说，熬粥时间越长越好，基本上不存在营养素的丢失。

正确的煮粥程序

很多人都会觉得煮粥是件很简单的事，把米淘好多加点水慢慢煮就是了。不过，要将粥煮得稠而不糊、糯而不烂要注意方法，下面就来向大家介绍一下煮粥的正确步骤。

□第一步：浸泡

煮粥前先将米用冷水浸泡半小时，让米粒膨胀开（下页图①）。这样不但节省煮粥的时间，而且煮出来的粥口感好。

由于制作粥膳的原料多为五谷杂粮，而其中的谷类、豆类中含有较多的膳食纤维，如果在烹调前不用水浸泡一段时间，粥便不容易软烂，吃的时候口感会较硬，不易入口。更重要的是，浸泡后烹调，会使食物更容易被人体吸收、消化。

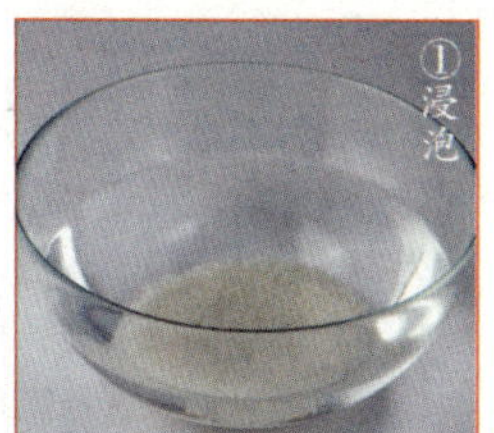
①浸泡

在浸泡豆类时，最好选用自来水，浸泡过豆类的水有的可能会含有化学物质，应及时倒掉。

但在浸泡黑糯米时，其营养成分会溶于水中，浸泡过后的水可以直接烹煮。浸泡后再煮还可使五谷杂粮内的营养活化，减少烹调时间。浸泡时间需视五谷杂粮的种类而定。

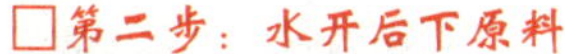

□第二步：水开后下原料

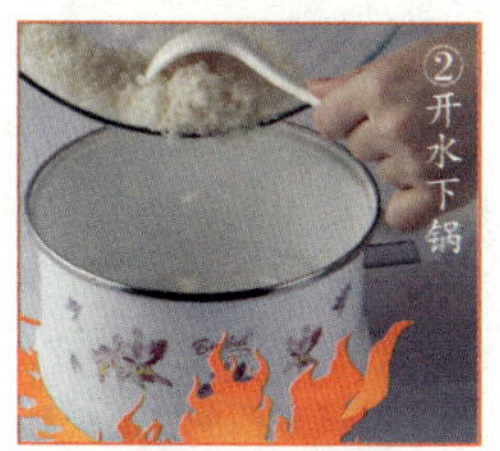
②开水下锅

如果你一直用冷水煮粥，以后就要改掉这一习惯。先将水烧热再将浸泡好的米倒入锅中，这样一来粥既不会烟底，也节省了煮制时间（图②）。

□第三步：调整火候

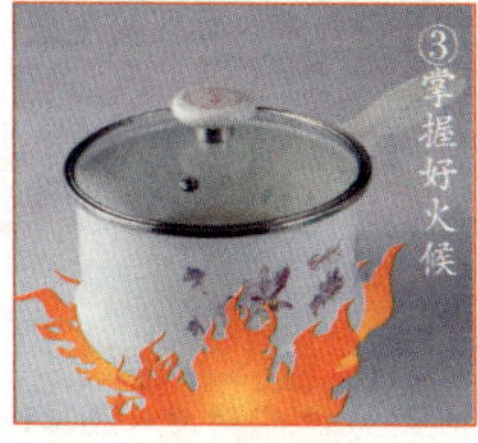
③掌握好火候

先用大火煮开，再转小火熬煮约30分钟。即以大火烧水，小火煲粥，内行人称之为“大火攻，小火烘”（图③）。别小看火的大小转换，粥的香味由此而出！

□第四步：搅拌

在烹制美味粥时，搅拌也是关键。搅拌的技巧是：开水下锅时搅几下（图④），盖上锅盖以小火熬20分钟后，开始不停地搅动，记住要顺一个方向搅，持续约10分钟，到粥呈稠状出锅为止（图⑤）。煮粥时经常搅拌，不仅可以防止烟底，还可以让米粒更饱满、更黏稠。

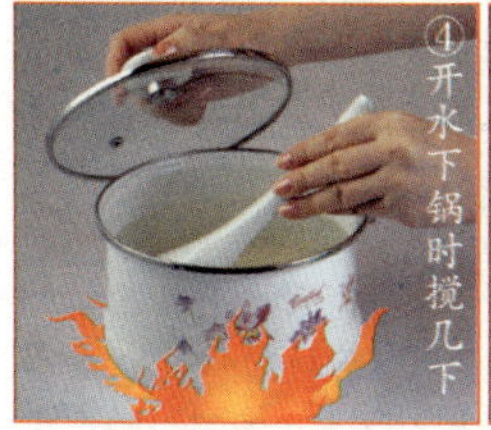
④开水下锅时搅几下

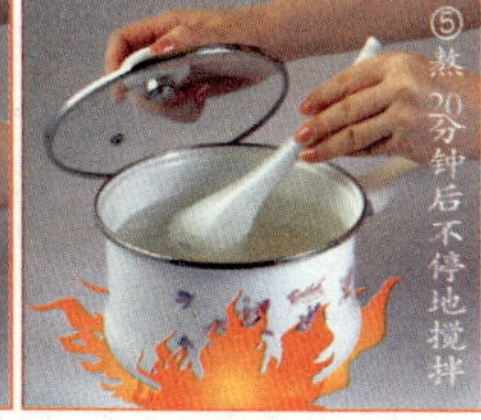
⑤熬20分钟后不停地搅拌

□第五步：点油加盐

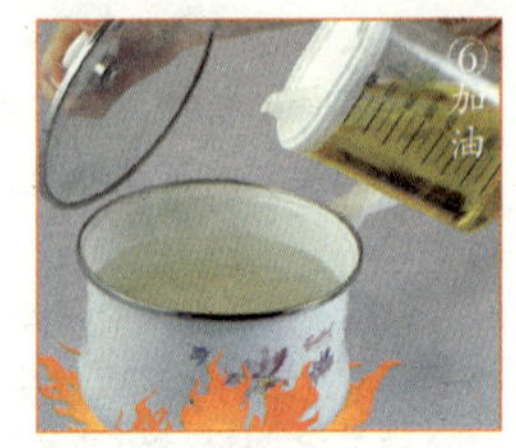

煮粥时加点盐会使粥易熟、绵滑，加油可促进米粒软烂成粥（图⑥）。一般人认为煮粥不必放油，但事实上，煮粥也应放油。加盐不加油则粥味清淡，加油则甘浓香甜一些，可随个人口味选择。待粥煮开时改小火煮约10分钟时，加入3~4滴色拉油，就会发现不但成品粥色泽鲜亮，而且入口特别鲜滑。

□第六步：底和料分煮

⑦底和料分开煮

辅料和粥一定要分开煮，吃前再将它们放在一起熬煮片刻，时间以不超过5分钟为宜（图⑦）。这样熬出的粥品清爽而不混浊，每样东西的味道都熬出来了又不串味。特别是辅料为肉类及海鲜时，更应将粥底和辅料分开煮，辅料如皮蛋、瘦肉、鱼片、虾仁之类。

国医小课堂

家庭煮粥小常识

宋朝诗人陆游认为食粥能长寿成仙。明朝的李时珍也持有类似的观点，《本草纲目》中引张耒云：粥“极柔腻，与肠胃相得，最为饮食之良”。

煮粥很简单，但想煮出既美味又营养的粥来，还是有些难度的。下面介绍一些煮粥常识，可以让你事半功倍。

◎煮一碗好吃的粥底。煮粥最重要的是要有一碗晶莹饱满、稠稀适度的粥底，才能衬托出粥和食材的美味。

◎米饭煮粥。建议比例是1碗饭加4碗水，注意不可搅拌过度。胃寒的人建议用米饭放入沸水中煮粥，对胃有益。

第三节　煮粥的4个注意事项

淘米忌过于用力

谷类外层的营养成分比里层要多，特别是含有丰富的B族维生素和多种矿物质，而这些营养物质可以溶在水里。如果在淘米时，太过用力，会使米外层的营养物质随水流失。另外，也不要用热水淘米，这同样会破坏其中的营养物质。一般情况下，可先把沙子等杂质挑出，然后再淘洗两遍即可。

原料选择要适当

利用生鲜食物煮粥时，其加热温度和加热时间都无法达到杀死致病微生物的要求，尤其是水产品，如想保持食物的鲜美，就不能高温加热，加热时间也不宜过长，因此极有可能会有细菌或寄生虫卵残留。致病的细菌、寄生虫卵或幼虫如果没有被杀死，便会随食物进入人体，从而引发各种疾病。因此，煮粥时一定要注意原料的选择，尽量不要选择带有致病细菌或寄生虫的原料，同时也要注意加热的温度与时间。

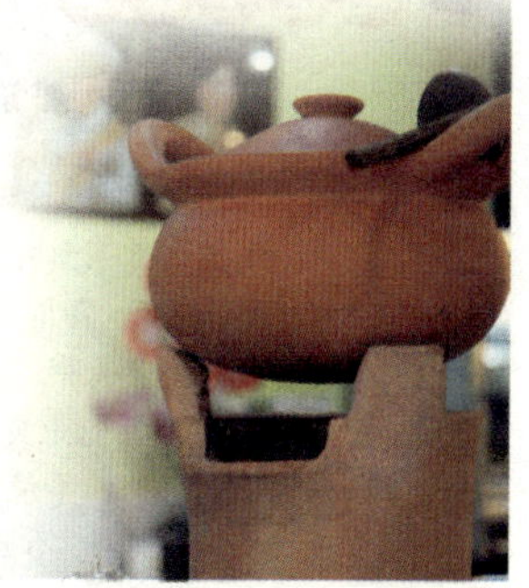

煮粥时加入高汤，会让粥的味道香浓诱人

高汤的使用要适当

高汤是决定成品粥口感的基础，而加与不加高汤所熬出来的粥底味道也不相同，用高汤熬出的粥会更香醇一些。

煮粥忌放碱

有些人在煮粥、烧菜时，有放碱的习惯，以求快速软烂和发黏，口感也较好。但是这样做的结果，往往会导致米和菜里的养分大量损失。因为养分中的维生素B_1、维生素B_2和维生素C等都是喜酸怕碱的。

维生素B_1在大米和面粉中含量较多。有人曾做过试验，在400克米里加10克碱熬成的粥，有56%的维生素B_1被破坏。如果经常吃这种加碱煮成的粥，就会因缺乏维生素B_1而发生脚气病、消化不良、心跳无力或水肿等。维生素B_2在豆类里的含量最为丰富。一个人每天只要吃150～200克黄豆，就能满足身体对维生素B_2的需要了。豆子不易煮烂，放碱后当然烂得快，但这样会使维生素B_2几乎全部被破坏。而人体内缺乏维生素B_2，就容易引起男性阴囊瘙痒发炎、烂嘴角和舌头发麻等症状。

维生素C在蔬菜和水果中含量最多。维生素C本身就是一种酸，能与碱发生中和反应，碱对它会起破坏作用。人体内如果缺乏维生素C，会导致牙龈肿胀出血，容易感冒，甚至得坏血病。

国医小课堂

煮粥调味小窍门

◎用鸡胸骨熬成的高汤味道比较清淡，如果喜欢较浓重的口味，可改用猪大骨来熬煮。

◎粥里加入海鲜，宜用鸡汤煮粥底；而猪大骨高汤熬成的粥底，则适合以肉类入粥。

◎使用海鲜时，宜先汆烫；肉类最好先汆烫过或拌淀粉后再入粥，以免粥品混浊、不清爽。

◎香菜或姜末等调料，不要直接混入粥里一起煮，以免菜色变黄，影响粥的色泽。

第四节　粥膳饮食宜与忌

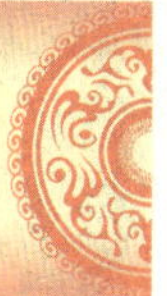

粥膳虽是滋补之物，但并不是喝得越多越好。服用粥膳也要把握好尺度，一定要掌握食用粥膳的宜与忌，方可达到补益身体、养生祛病的目的。

五谷杂粮粥不宜过量食用

如过量食用五谷杂粮类粥膳，会有腹胀的情况发生；糯米粥也会引起消化不良；而一次食用过多的豆类，也会引起消化不良。

宜用胡椒粉去粥的腥味

在用鱼、虾等水产品煮粥时，难免会产生腥味，这时如果在粥中加入胡椒粉，不仅可以去掉腥味，还能使粥更加鲜美。

不宜食用太烫的粥

常喝太烫的粥，会刺激食管，不仅会损伤食管黏膜，还会引起食管发炎，造成黏膜坏死，时间长了，还可能会诱发食管癌。

孕妇不宜食用薏米粥

孕妇不宜食用薏米粥。因为薏米中的薏米油有收缩子宫的作用，故孕妇应慎食。

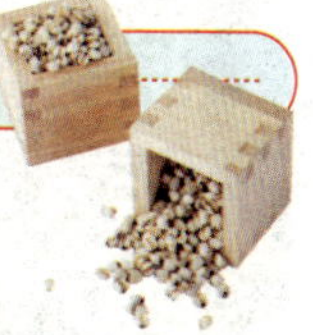

孕妇吃薏米会对胎儿不利

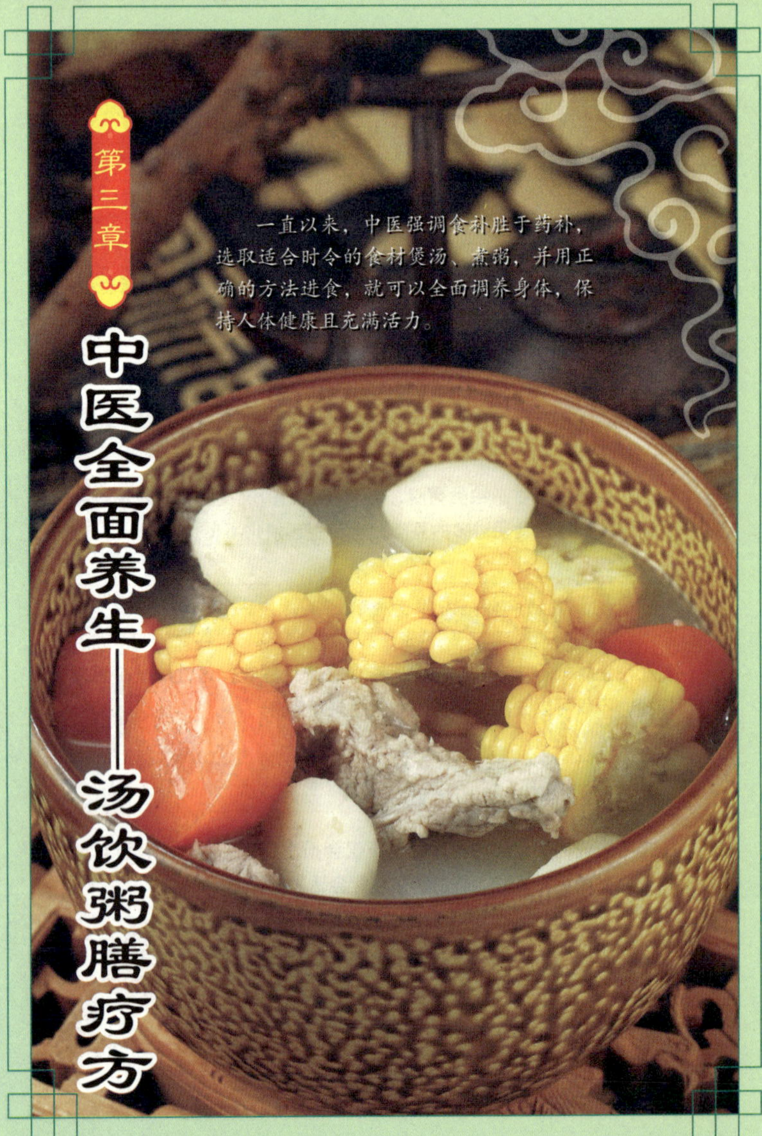

第三章 中医全面养生——汤饮粥膳疗方

一直以来，中医强调食补胜于药补，选取适合时令的食材煲汤、煮粥，并用正确的方法进食，就可以全面调养身体，保持人体健康且充满活力。

延年益寿

随着年龄的增长，人的生理功能也会出现衰退的现象，宜在饮食方面进行调理。不妨适当进食一些便于消化吸收的汤、粥，不但味道鲜美、营养丰富，还可达到增强体质、延年益寿的目的。

汤博士推荐 | 银耳莲子汤

【材料】银耳、莲子各50克，红枣6个，枸杞子适量

【调料】冰糖适量

【做法】①银耳洗净，泡发备用；红枣去核，洗净。②将水发银耳、莲子、去核红枣同时入锅，加适量清水煮约20分钟，待莲子、银耳煮软时放入枸杞子，煮一会儿，加入冰糖调味即可。

汤博士养生经 **莲子心味道较苦，但保健功效非常强，有清除心热、固精、安神、强心、延年益寿的功效。莲子的排毒作用也主要来自莲子心。**

粥大夫推荐 | 豆豉油条粥

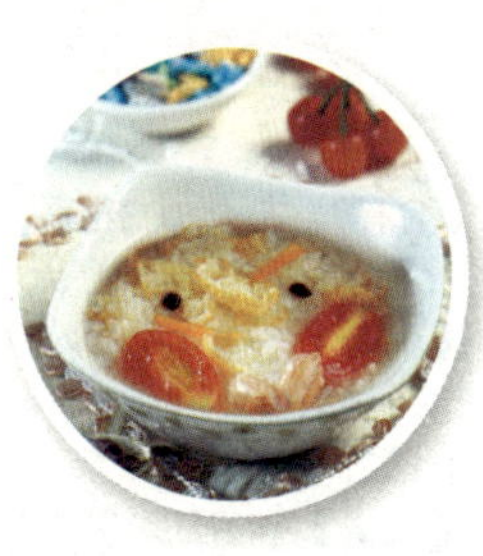

【材料】大米半杯，姜末少许，油条1根，小西红柿、胡萝卜、花生、豆豉各适量

【调料】高汤2碗，盐1小匙

【做法】1. 油条切丝；小西红柿洗净，一切两半；胡萝卜洗净切条，放入沸水锅中汆烫，备用。

2. 大米淘洗干净，加水熬成稠粥。

3. 另起锅，放入高汤，下入姜末，上大火煮沸，再下入稠粥、油条、小西红柿、胡萝卜、花生、豆豉及盐，搅拌均匀，见粥煮滚，出锅装碗即可。

粥大夫养生经 **这道豆豉油条粥可在一定程度上预防高血压、糖尿病、骨质疏松等老年人多发病，在一定程度上起到延缓机体衰老的作用。**

健脑益智

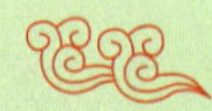

健脑益智对各个年龄段的人都很重要，对孕妇和3岁以前的婴幼儿更为重要。大脑的血脑屏障是有选择性地吸收那些有益的物质，如对人体很重要的氧气、葡萄糖、维生素等。

汤博士推荐｜砂锅鱼头汤

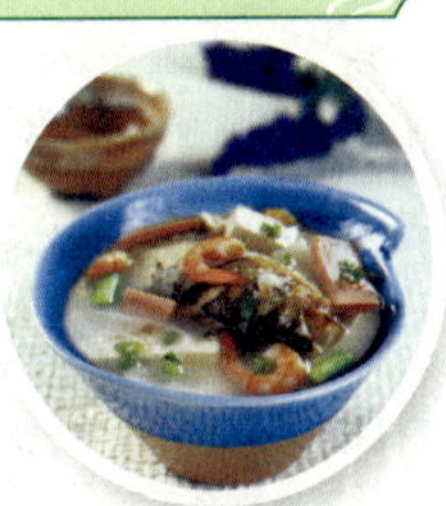

【材料】草鱼头1个，豆腐100克，粉丝1小把，虾仁50克，冬笋片、火腿片各20克，姜片、葱段、葱花各适量

【调料】高汤1大碗，盐适量，料酒适量，胡椒粉2小匙

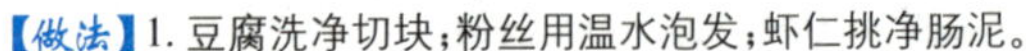

【做法】1.豆腐洗净切块；粉丝用温水泡发；虾仁挑净肠泥。

2.草鱼头剁开洗干净后加入姜片、葱段、盐、料酒2大匙，放入锅中炸至微黄后放入砂锅中。

3.砂锅中加入高汤煮沸，撇去浮沫，放入姜片、葱段、豆腐块、粉丝、火腿片、冬笋片、虾仁和盐、胡椒粉2小匙、料酒2大匙煮熟入味，撒上葱花即可。

粥大夫推荐｜鲳鱼豆腐粥

【材料】鲳鱼1条，豆腐1块，粳米50克，葱花、姜末各适量

【调料】盐1小匙

【做法】1.将豆腐用开水煮5分钟，取出后沥干，再放入冷水中浸泡，捞出后研成碎末。

2.粳米淘净，加入适量水、盐、葱花和姜末，先以大火煮沸后转小火煮半小时左右。

3.将鲳鱼肉去骨、去刺，再剁成碎末。

4.把豆腐末和鱼肉末倒进米锅里煮熟即可。

益气养血

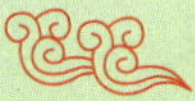

益气是指补益气的一种治法，适用于内伤劳倦或病久虚羸而见气短懒言、面色苍白、神疲无力、肌肉消瘦等症。补血主要是针对血虚体质或病症，血虚可服补血粥膳。

汤博士推荐｜菠菜猪肝汤

【材料】新鲜连根菠菜 250 克，猪肝 50 克，姜丝适量

【调料】盐适量

【做法】①菠菜洗净，切成段；猪肝切片。
②锅置于火上，加适量水，待水烧开后，加入姜丝和盐，再放入猪肝片和菠菜段，水沸肝熟即可。

汤博士养生经 **菠菜、猪肝同用能补血，均可用于缺铁性贫血的补养和治疗。这道菜可以直接饮汤，食用猪肝和菠菜，也可佐餐食用。**

粥大夫推荐｜红枣羊骨粥

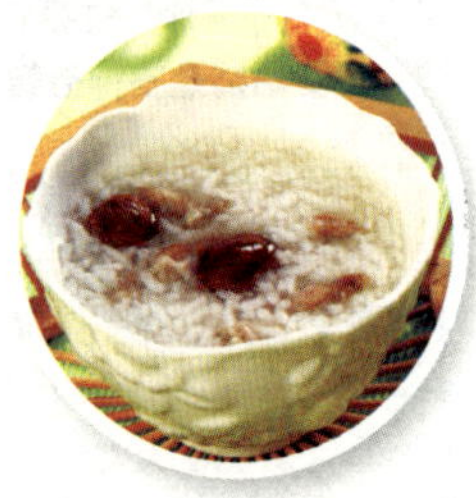

【材料】红枣 15 个，羊骨 500 克，大米 1 杯

【做法】1. 将羊骨（以腿骨为佳）斩成 2 段，洗净，放入锅中，加水用小火煮 1 小时。
2. 捞出羊骨，将骨髓剔于羊骨汤中，加入大米煮至八成熟，再放入红枣熬煮成粥即可。

粥大夫养生经 **中医认为，红枣具有益心润肺、合脾健胃、益气生津、养血安神、缓解药毒、补血养颜之功效。将红枣与羊骨、大米制成粥膳，其营养价值与药用功效更为显著，对脾胃虚弱、体倦乏力、食少便溏、血虚萎黄、消瘦、精神不安等症均有辅助食疗作用。常食此粥可滋肾、养血、止血，还可缓解并改善肾虚血亏等症状。此粥现多用于改善贫血、血小板减少及过敏性紫癜等症。建议每日分 2 次服用此粥。**

养心安神

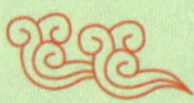

广义的神是指人体生命活力的外在表现，而狭义的神，则是指人的精神和思想活动，主要包括精神、意识和思维活动。养心安神是指安定神志、蓄养精神，是中医上用以治疗神志不安的一种方法。

汤博士推荐｜地黄枣仁猪心汤

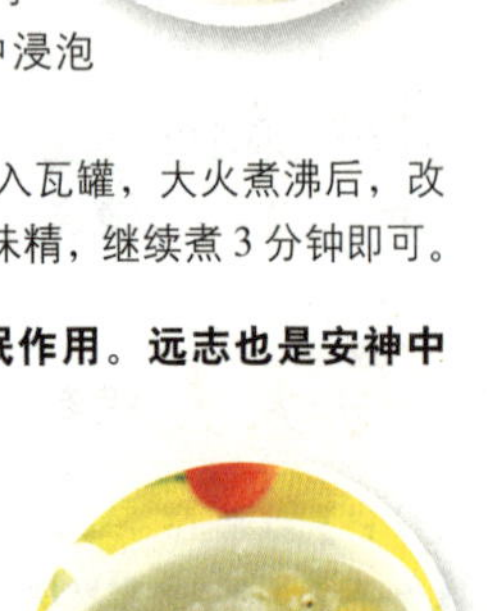

【材料】猪心1个，酸枣仁15克，生地黄、熟地黄各30克，远志6克，葱适量

【调料】盐、味精各适量

【做法】1. 猪心剖开，洗净，备用。

2. 酸枣仁、生地黄、熟地黄、远志分别洗净，一同放入干净纱布包内，扎好纱布包口，放入清水中浸泡1小时。

3. 将猪心放瓦罐中，把纱布包及浸药之水一并倒入瓦罐，大火煮沸后，改用小火慢煲，1个小时后，拣去药袋，加葱、盐、味精，继续煮3分钟即可。

汤博士养生经 **酸枣仁具有较好的镇静、催眠作用。远志也是安神中药，主要功能是安神益智。**

粥大夫推荐｜薏米百莲粥

【材料】薏米、干百合各20克，莲子、粳米、甜杏仁粉各10克，枸杞子少许

【调料】红糖2大匙

【做法】1. 薏米、干百合、莲子用温水泡透；枸杞子洗净；粳米淘洗干净。

2. 在瓦煲中加入适量清水烧开，加入薏米、百合、莲子、粳米，改用小火煲约30分钟，再加入枸杞子、甜杏仁粉、红糖，煲熟即可。

粥大夫养生经 **百合能清心除烦，宁心安神；莲子有助于维持肌肉的伸缩性和心跳的节律，可安神养心，还有治疗贫血、缓解疲劳的作用。**

滋阴润燥

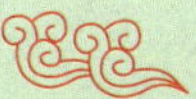

滋阴是指滋养阴液的一种治法，适用于阴虚潮热、盗汗或热盛伤津而见舌红、口燥等。当人体内的阳多于阴时，就需要滋阴润燥；滋阴润燥即利用各种方法调节体内的阴阳平衡，使身体恢复健康。

汤博士推荐｜老鸭汤

【材料】老鸭1只，冬瓜200克，莲子100克，姜少许

【调料】盐、胡椒粉、陈皮、味精各适量

【做法】1. 将老鸭去内脏、尾部，宰杀治净，剁块；冬瓜洗净带皮切大块。

2.姜拍碎，莲子去心洗净。

3.煲内加水、姜、陈皮、老鸭、冬瓜、莲子，用大火烧沸，改用小火煲90分钟，调入盐、胡椒粉、味精装入碗中即可。

汤博士养生经 **鸭肉营养丰富，鲜嫩味美，可补充人体的水分，有清热解毒、滋阴降火之功效。**

粥大夫推荐｜山药柿饼粥

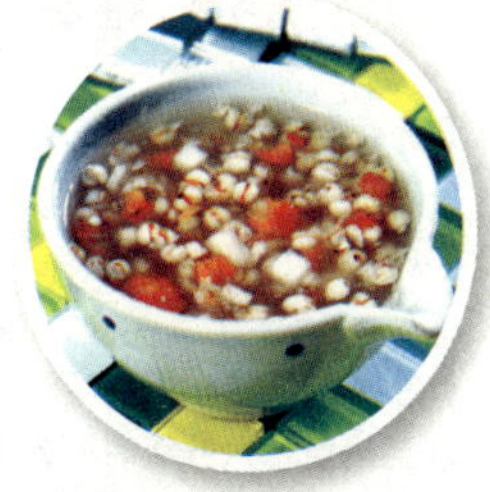

【材料】山药45克，薏米50克，柿霜饼20克

【做法】1. 薏米洗净后沥干水分；山药、柿霜饼切碎，备用。

2.将山药碎块、薏米与适量水一同放入锅中煮至熟烂，将柿霜饼加入粥中煮至融化即可。

粥大夫养生经 **柿霜饼具有润肺、止血功效，与兼具食用与药用两种功能的山药合用煮粥，可补益脾肺之气，对于久咳、虚热等症能起到较好的食疗作用。这道山药柿饼粥可益气、滋阴清热，适用于脾肺气阴亏损、饮食懒进、虚热劳嗽等症。**

补肾壮阳

肾的调补在人体生命活动中占有重要的位置，对男女来说同样重要。肾阴与肾阳相互依存、相互制约，维持人体的动态平衡。当出现肾阴、肾阳偏衰或偏盛等病理变化时，就需要补肾壮阳。

汤博士推荐 | 苦瓜肋排汤

【材料】猪肋排500克，苦瓜150克，咸菜100克

【调料】味精适量

【做法】1.猪肋排用温水洗净，斩成小块，放沸水中汆烫，去血水，捞出备用。
2.苦瓜去皮、瓤，洗净，切成小块；咸菜洗净。
3.猪肋排放瓦罐中，放足量清水，用小火煲，1个小时后放苦瓜、咸菜。4.中火煮30分钟后，加味精调味即可。

汤博士养生经 **生苦瓜味苦，性寒，有祛热、明目清心的功效；煮熟做汤则可以养血滋肝，润脾补肾。**

粥大夫推荐 | 胡萝卜猪肝粥

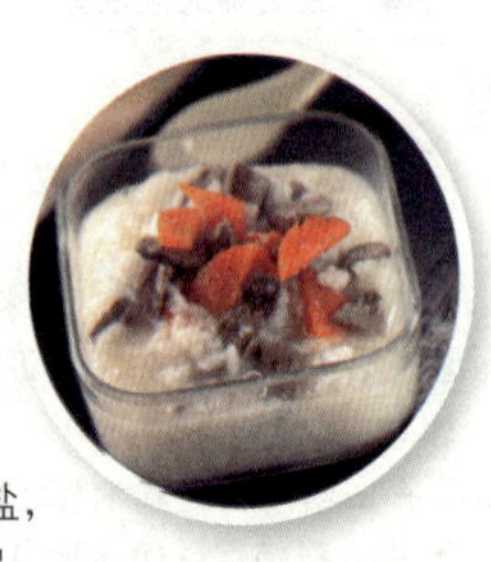

【材料】胡萝卜、猪肝、粳米各100克

【调料】盐适量

【做法】1.胡萝卜洗净，去皮，切块；猪肝洗净，切块；粳米洗净，备用。
2.油锅烧热，下胡萝卜翻炒，加适量清水，调入适量盐，炒至胡萝卜六分熟时下入猪肝翻炒，炒熟即可出锅。
3.将洗净的粳米放入锅中，加适量清水，煮成粥，然后放入炒熟的胡萝卜和猪肝煮沸即可。

粥大夫养生经 **猪肝具有养血、补肝明目、补肾壮阳的功效。此粥适合气血虚弱、面色萎黄、缺铁性贫血、肾阳亏虚者食用。**

养肝护肝

肝脏一旦出现问题，会导致身体多项功能失常。因此，平时应加强肝脏的养护。所谓“养肝护肝”，是指使用保养肝脏的方法滋补肝脏的不足或预防肝脏功能下降。

汤博士推荐 | 木瓜双耳汤

【材料】水发黑木耳、水发银耳各150克，木瓜200克

【调料】冰糖3大匙

【做法】1. 将木瓜洗净，去皮及籽，切成1厘米见方的丁；银耳、黑木耳均择洗干净，撕成小朵。

2. 锅置于火上，加入适量清水烧开，先下入黑木耳、银耳小火煲约50分钟，再放入木瓜丁、冰糖继续煲30分钟即可。

汤博士养生经 **银耳是一味滋补良药，特点是滋润而不腻滞，它能提高肝脏的解毒能力，有助于保护肝脏功能。**

粥大夫推荐 | 猪肝竹笋粥

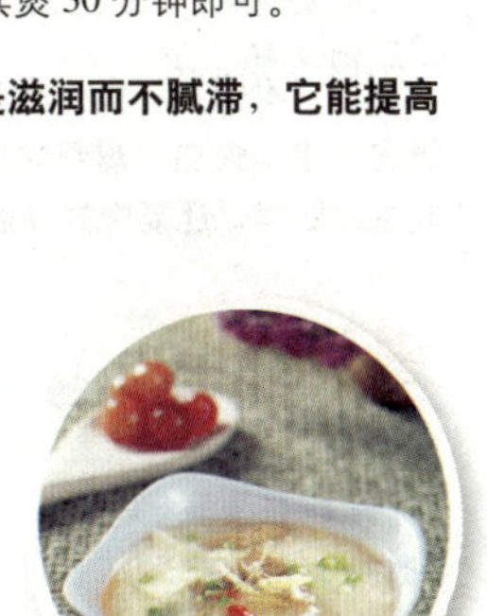

【材料】大米半碗，猪肝、鲜竹笋尖各100克，葱花、姜丝、枸杞子各少许

【调料】料酒、盐适量、淀粉各少许，高汤1碗

【做法】1. 猪肝洗净，切片，放入碗中加料酒1小匙，盐、淀粉各少许腌渍5分钟；笋尖洗净，斜刀切片。

2. 将腌猪肝片及笋片分别汆烫至透，捞出，沥干。

3. 大米加适量水放入锅中，用大火烧开后转小火煮40分钟成稠粥，加入笋片、猪肝片及高汤1碗，盐1小匙拌匀，撒上葱花、姜丝、枸杞子即可。

粥大夫养生经 **中医认为，竹笋具有养肝明目、滋阴凉血的功效。**

养肺护肺

肺是身体内外气息的交换场所，通过呼吸将新鲜空气吸入肺中，然后呼出肺中的浊气，完成一次气体交换。当肺出现病变时，体内的各脏腑就会出现病症。为了保证肺功能正常运行，应注意养肺护肺。

汤博士推荐｜西洋参莲子木瓜汤

【材料】鲜莲子 100 克，猪腿肉 200 克，西洋参 10 克，青木瓜 1 个

【调料】盐适量

【做法】1. 青木瓜去皮，洗净后切成块；猪腿肉、鲜莲子、西洋参分别用清水冲洗干净。

2. 将青木瓜、猪腿肉、莲子、西洋参一同放入锅内，加入适量清水，大火煮沸后，改用中小火慢煲，3 个小时后调入盐即可。

汤博士养生经 **西洋参具有益肺阴、清虚火、生津止渴的作用。可治疗肺虚久咳、失血、虚热烦倦等症。将西洋参与木瓜、莲子一同食用，不但能生津润燥，还能增强体质、愉悦精神。**

粥大夫推荐｜百合杏仁粥

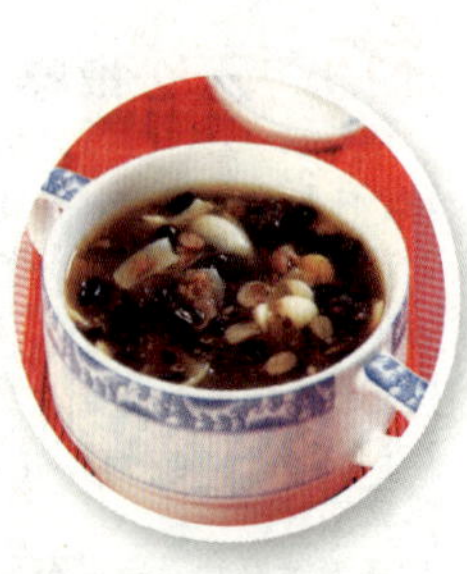

【材料】百合 1 大匙，杏仁 2 小匙，红小豆半杯

【调料】白糖少许

【做法】1. 红小豆洗净，加水，放入锅中，用大火煮沸，再转成小火煮至半熟。

2. 将百合、杏仁、白糖加入锅中，煮至粥熟即可。

粥大夫养生经 **百合具有很好的润肺止咳功效，常用于肺燥或阴虚引起的咳嗽、咯血等的食疗。杏仁同样也具有良好的润肺作用，能降气、止咳、平喘，对咳嗽气喘、胸满痰多、血虚津枯等有不错的疗效。百合、杏仁与具有清热利湿作用的红小豆搭配煮粥，可润肺止咳、除痰利湿。**

健脾补气

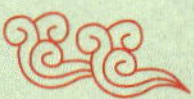

脾是人体的重要器官，与胃相互配合，共同为人体其他器官服务。所谓健脾就是通过各种方式来健脾补气，防止脾患各方面的疾病。

汤博士推荐 | 银耳桂花汤

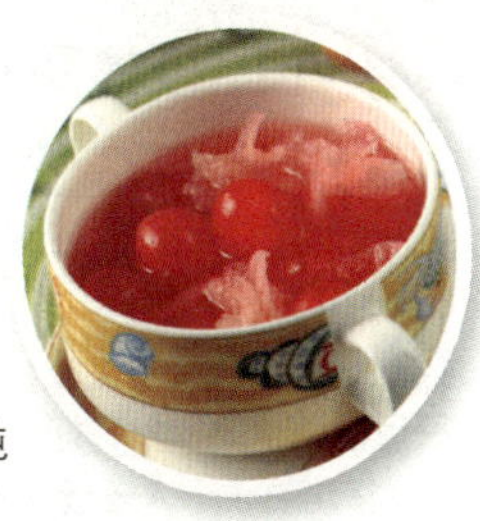

【材料】樱桃50克，银耳100克，桂花10克

【调料】冰糖适量

【做法】1.银耳浸透去蒂，洗干净切碎；樱桃、桂花洗净。

2.炖盅内放入银耳、樱桃，加入清水，用慢火炖1小时。

3.最后放入桂花，调入冰糖即可。

汤博士养生经 **中医认为，银耳有健脾开胃、润肺生津、提神补气等功效。此外，银耳富含维生素D，能防止钙的流失，对生长发育十分有益。**

粥大夫推荐 | 山莲葡萄粥

【材料】山药、莲子、葡萄干各50克，粳米100克

【调料】高汤4杯，白糖1大匙

【做法】1.将山药洗净后切成薄片；莲子泡软，去心；葡萄干洗净；将以上三种材料同放入锅内备用。

2.将粳米用清水反复淘洗干净，除去泥沙等杂质，放到锅中，再加入高汤。

3.锅置于火上，先用大火煮沸，再用小火熬煮至熟，加入白糖拌匀即成。

粥大夫养生经 **此粥具有补脾益心、清心安神的功效，适于面色黄白、乏力倦怠、形体瘦弱、骨质疏松等症。**

健胃消食

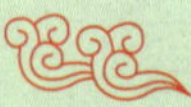

因暴饮暴食或胃肠道消化功能虚弱而引起腹胀、腹痛等症状，就是消化不良。消化不良虽然不是大病，却会给人们的生活带来诸多不便。一般的酸性食物及富含膳食纤维的食物都有健胃消食的功效。

汤博士推荐 | 木瓜羊肉汤

【材料】木瓜1个(约350克)，羊肉100克，青菜50克，姜丝适量

【调料】盐、料酒各适量，胡椒粉少许

【做法】1.将木瓜去皮、去籽切片；羊肉切薄片后用料酒、胡椒粉腌好；青菜洗净。

2.油锅烧热，下入姜丝炝香锅，加入适量清水，用中火烧开后放入木瓜片、羊肉片。

3.在羊肉片滚至八分熟时再加入青菜，调入盐，用中火煮透入味，盛出即可食用。

汤博士养生经 **木瓜有健脾消食的作用，其性温，可发挥润肺的功能，而当肺部得到适当的滋润后，可行气活血，使皮肤变得光洁、细腻、红润且有弹性。**

粥大夫推荐 | 飘香梅花粥

【材料】白梅花3朵，粳米100克

【做法】1.粳米洗净放入锅中，加适量水煮粥。

2.待粥将熟时，加入白梅花，煮沸即可。

粥大夫养生经 **中医认为，白梅花气香，味淡而涩，具有理气、健脾开胃、化痰的功效。用白梅花制成的粥膳，具有多种食疗功效，适用于肝胃气痛、神经官能痛、胸闷不舒、食欲减退等症。建议空腹温热服此粥。**

润肠通便

润肠通便是指通过调整胃肠道的有益菌群，增强肠道功能，以确保大便顺畅。润肠通便有许多好处，如预防便秘，促进肠道内营养物质的生成和吸收。常吃圆白菜、韭菜、白萝卜等，都可以使肠道通畅。

汤博士推荐 | 豆苗鱼丸汤

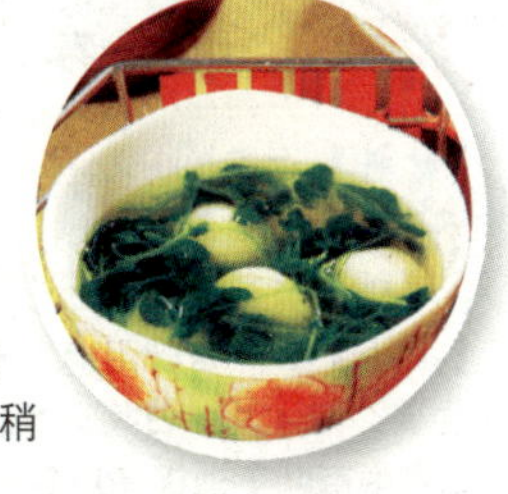

【材料】鱼胶100克，豆苗250克，大蒜10瓣

【做法】1. 把鱼胶制成鱼丸备用。

2.豆苗洗净待用；大蒜，洗净，拍烂。

3.将油锅烧热，投入大蒜，炒出香味后放适量的清水，煮沸后下制好的鱼丸，煮熟后再放豆苗，稍煮片刻即成。

汤博士养生经　**豆苗是豌豆萌发出2～4个叶子时的幼苗，营养价值非常高。豆苗中含有较为丰富的膳食纤维，可有效促进肠胃蠕动，缩短粪便在体内停留的时间，从而起到清理肠道、预防便秘的作用。**

粥大夫推荐 | 五仁粳米粥

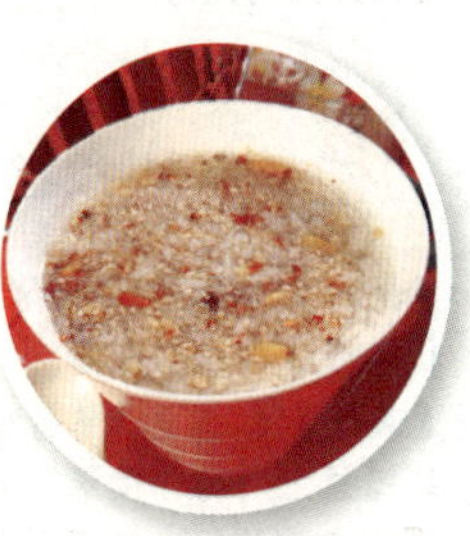

【材料】芝麻、松子仁、核桃仁、桃仁（去皮尖，炒一下）、甜杏仁各10克，粳米1杯

【做法】1. 将芝麻、松子仁、核桃仁、桃仁、甜杏仁一同碾碎，混合均匀。

2.粳米淘洗干净。

3.将五仁碎末与粳米加适量水放入锅中，煮成稀粥即可。

粥大夫养生经　**芝麻、松子仁、核桃仁、桃仁、甜杏仁均含有对人体有益的油脂，具有很好的润肠通便作用，能改善便秘等症。这道五仁粳米粥具有滋养肝肾、润燥润肠的功效，适用于中老年人气血亏虚引起的习惯性便秘等。**

清热解表

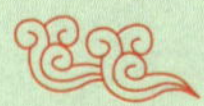

清热是指清解里热，清热主要包括清热泻火、清肝明目、清热凉血等。解表即“汗法”，能解除在表之邪，即服用有发汗作用的药物或食物，通过发汗来解除表邪。解表以解除表证为目的。

汤博士推荐 | 白菜牛百叶汤

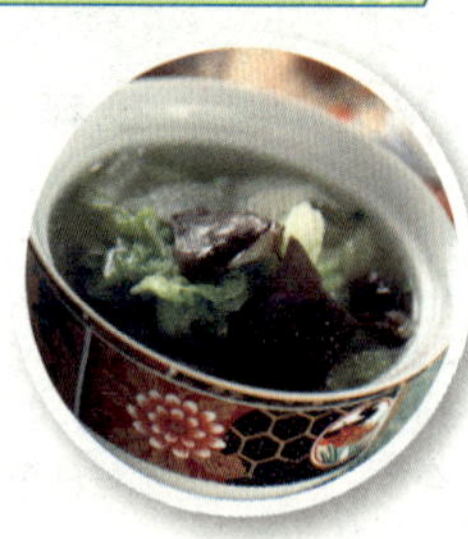

【材料】白菜 300 克，牛百叶 150 克，生姜 6 片，水发黑木耳适量

【调料】香油、盐各适量

【做法】1. 牛百叶用清水浸透，冲洗干净，切片；生姜、黑木耳、白菜洗净。

2.将牛百叶下油锅，用姜片爆锅。

3.煲内加适量清水，加入牛百叶，先用大火煮15分钟后，加入白菜、黑木耳，再用小火煲1～2小时，淋香油及盐调味即成。

汤博士养生经 **中医认为，白菜性味甘平，有清热除烦、解渴利尿、通利肠胃的功效。**

粥大夫推荐 | 薄荷绿豆粥

【材料】绿豆 50 克，薄荷 10 克，粳米 250 克

【调料】冰糖 2 大匙

【做法】1. 绿豆、薄荷洗净；粳米淘洗干净。

2.绿豆、薄荷、粳米同放入锅内，加清水适量，用大火煮沸后，转用小火煮至米烂成粥。

3.将冰糖放入锅内，加少许水，用小火熬成冰糖汁，倒入粥内，搅拌均匀即可。

粥大夫养生经 **此粥不要用铁锅煮，绿豆在铁锅里煮，会生成一些黑色的鞣酸铁，影响身体健康。**

通经活络

通常情况下，经络具有运行气血、感应传导的作用，一旦产生病变，经络会成为传送病邪的通道，使一个脏腑器官的疾病传递到另外一个脏腑，严重影响其他脏腑器官的正常工作。

汤博士推荐｜菜心汤

【材料】油菜心300克，米汤1大碗

【调料】泡菜水1小碗，味精1小匙，辣椒粉1大匙

【做法】1.油菜心洗净，对剖成两半；把泡菜水、味精、辣椒粉放入碗内调匀成味汁备用。

2.锅内放入米汤煮沸，放入油菜心煮熟，连米汤一起舀入大碗中。

3.食用时，用菜心蘸味汁即可。

汤博士养生经 **油菜是一种家庭常见蔬菜，其中的营养成分含量及其食疗价值可称得上是诸蔬菜中的佼佼者，常吃可散血消肿、通经活络。**

粥大夫推荐｜苦瓜粳米粥

【材料】苦瓜100克，粳米50克

【调料】冰糖、盐各适量

【做法】1.苦瓜去瓤，切丁；粳米淘洗干净，再用冷水浸泡半小时，捞出。

2.浸泡好的粳米放入锅内，加入适量清水，大火煮沸。

3.然后放入切好的苦瓜丁，改用小火熬煮成粥，加入冰糖、盐调味，即可食用。

粥大夫养生经 **粳米具有补中养胃、益精强志、聪耳明目、和五脏、通四脉、止烦、止渴、止泻等作用。**

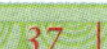

化痰止咳

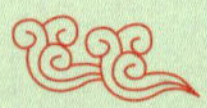

咳嗽是人体的一种保护动作，有助于呼吸道分泌物的排出。如果咳嗽时伴有黏痰和脓性分泌物，不宜立即使用镇咳药，否则，痰液不能及时被排出，滞留于呼吸道及肺部，易引起其他呼吸道并发症。

汤博士推荐 | 杏仁雪梨汤

【材料】雪梨300克，菠萝100克，杏仁25克，枸杞子适量

【调料】冰糖、蜂蜜各适量，盐少许

【做法】1. 雪梨洗净，去皮、去核，切块；菠萝去皮，切块，放淡盐水中浸泡一会儿；枸杞子洗净。

2.锅置火上，倒入适量水烧开，放入梨块、杏仁再煮沸。

3.放入菠萝、枸杞子同煮至梨块软后，放入冰糖、盐调味，关火后稍晾凉，加蜂蜜即可。

汤博士养生经 **雪梨味甘性寒，具生津润燥、清热化痰、养血生肌之功效，特别适合秋天食用。**

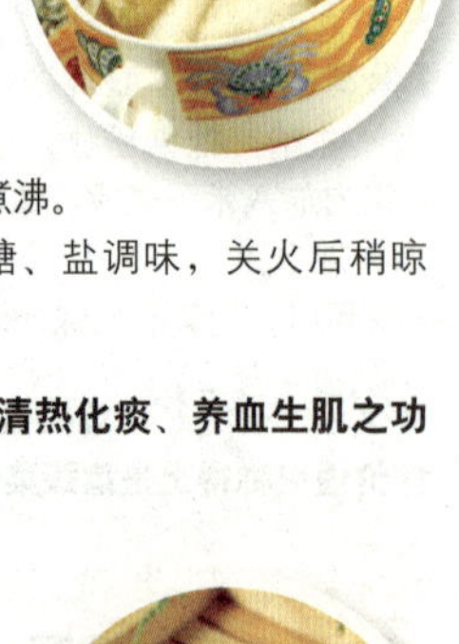

粥大夫推荐 | 百合绿豆粥

【材料】粳米、绿豆各100克，百合50克，枸杞子适量

【调料】冰糖适量

【做法】1. 绿豆、粳米淘洗干净；百合、枸杞子洗净，用清水浸泡。

2.锅内加水烧沸，放入绿豆和粳米同煮，待绿豆将熟时放入百合、枸杞子煮至黏稠，食用时放入冰糖调味。

粥大夫养生经 **此粥具有润肺止咳、清热安神的功效。绿豆不宜煮得过烂，以免使有机酸和维生素遭到破坏，降低清热解毒的功效。**

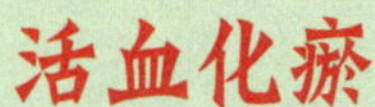

活血化瘀

血液是否能正常运行，会影响心、肺、肝等脏腑器官。脏腑功能下降也会降低血液的流通速度，导致血液流通不畅，引发多种疾病，所以活血化瘀很重要。

汤博士推荐 | 当归红花山药汤

【材料】山药 120 克，老母鸡 1 只，赤芍 18 克，当归 15 克，红花 5 克，生姜、枸杞子各适量

【调料】料酒、盐、鸡精各适量

【做法】1. 鸡宰杀后，去毛及内脏，洗净，控干。

2.赤芍、当归、红花放入清水中浸泡半天，放入洁净的纱布袋中，扎好口放入鸡腹内，山药用清水浸泡半天，同生姜、枸杞子一并放入鸡腹中。

3.将鸡放入瓦罐中，加足量水，放料酒、盐，小火煲2个小时后弃药包，加鸡精调味即可。

汤博士养生经 **红花有通经活血、散瘀止痛的功效，适用于静脉曲张者。**

粥大夫推荐 | 干姜粥

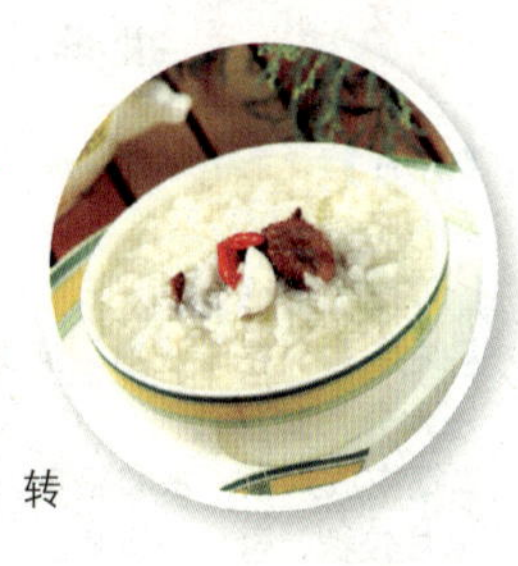

【材料】干姜、高良姜各适量，粳米 100 克

【调料】高汤适量

【做法】1. 粳米淘洗干净，加适量清水浸泡 30 分钟后捞出。

2.锅中放入泡好的粳米，并加高汤以大火煮沸，转小火煮约1小时至米粒软烂黏稠，熄火备用。

3.煎干姜、高良姜，留汁去渣，加入备好的粥即可。

粥大夫养生经 **此粥具有温暖脾胃、散寒止痛、促进血液循环的功效，适用于脾胃虚寒、心腹冷痛、呕吐、呃逆、泛吐清水等症。**

利水消肿

利水消肿主要是针对水肿而言的。水肿是一个常见的病理过程，在体内的平衡被破坏后，就有可能导致组织间隙或体腔中过多体液积聚，出现水肿。

汤博士推荐 | 三色清暑汤

【材料】西红柿、鲜鸡蛋各2个，黄瓜1根，葱花少许

【调料】盐、鸡精、香油各少许

【做法】1. 西红柿洗净，过开水，去皮切片；鸡蛋打入碗中搅拌均匀；黄瓜洗净切成斜片，备用。

2.将油锅烧热，投入葱花，炒出香味后，倒入适量的清水，大火烧开，放入黄瓜片、西红柿片，再次烧开后，倒入蛋液，顺时针推匀成大片蛋花，再以适量的盐、鸡精、香油调味即可。

汤博士养生经 **黄瓜有清热、解渴、利水、消肿的作用，适合夏季饮用。**

粥大夫推荐 | 银鱼粳米粥

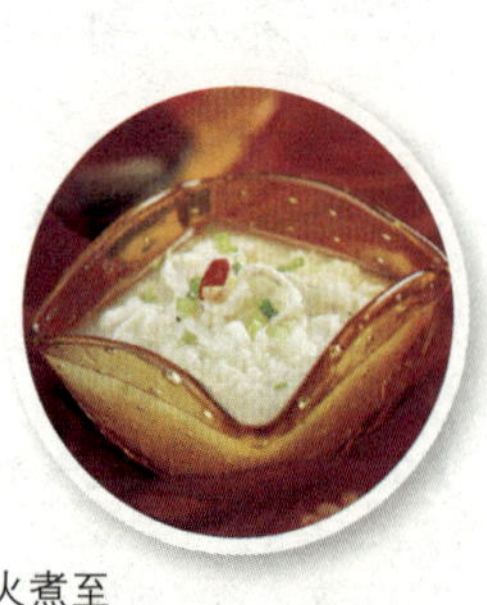

【材料】粳米100克，银鱼60克，葱花1大匙，枸杞子少许

【调料】盐适量

【做法】1. 粳米洗净，泡1小时；银鱼冲洗后沥干水分，备用。

2.锅中放入米、水和银鱼，用大火煮开后，改小火煮至米粒较稠，再加盐调味。

3.起锅前撒上葱花和枸杞子拌一拌即可。

粥大夫养生经 **银鱼属于高蛋白低脂肪食品。中医认为其善补脾胃，且可宣肺、利水，治脾胃虚弱、肺虚咳嗽。**

排毒解毒

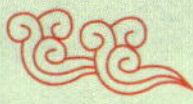

生活在都市中的人，更容易接触到有害气体，而每天都喝点有排毒解毒功效的汤粥，可保身体健康。

汤博士推荐 | 南瓜海带猪肉汤

【材料】南瓜、猪脊骨各200克，水发海带50克，猪肉100克，姜少许

【调料】盐、鸡精各适量

【做法】1.将猪脊骨剁好；猪肉切厚片；海带洗净；南瓜去皮，去籽，洗净切块。

2.锅内烧水，待水开时，放入脊骨、猪肉，滚去表面血渍，倒出洗净。

3.瓦煲放入清水，用大火煮沸后放入脊骨、猪肉、海带、南瓜、姜，煲2小时后调入盐、鸡精即可。

汤博士养生经 **据《滇南本草》载：南瓜，味甘，性温，入脾胃二经，能润肺益气，化痰排脓，驱虫解毒，治咳止喘，疗肺痈与便秘。**

粥大夫推荐 | 荷花粳米粥

【材料】干燥荷花3小匙，粳米半杯

【做法】1.将干燥荷花研成细致粉末。

2.粳米淘洗干净后与适量水一同放入锅中煮粥。

3.待粥熟时，撒入荷花粉末，调匀即可。

粥大夫养生经 **荷花含有淀粉、蛋白质、脂肪、B族维生素、维生素C等营养成分，对人体有较好的补益作用。中医认为，荷花具有活血止血、养心安神、除湿祛风、清心凉血、固精、解热毒等功效。用荷花制成的养生粥膳，可清心除烦、凉血解毒。**

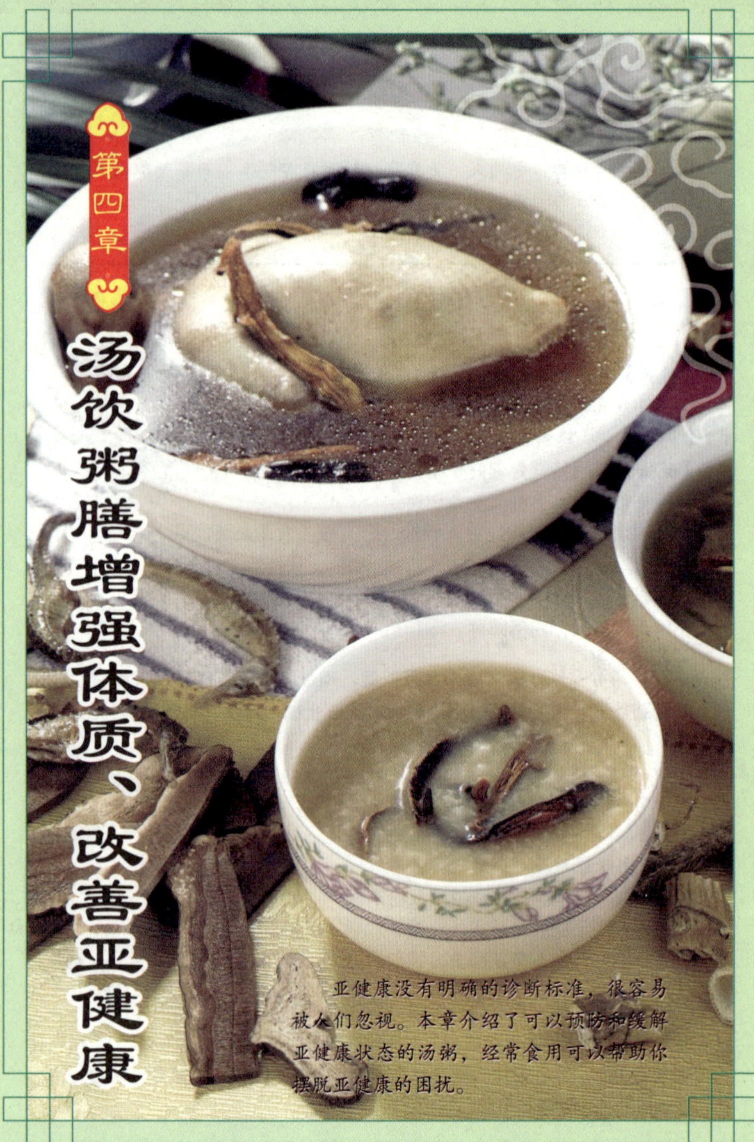

第四章

汤饮粥膳增强体质、改善亚健康

亚健康没有明确的诊断标准，很容易被人们忽视。本章介绍了可以预防和缓解亚健康状态的汤粥，经常食用可以帮助你摆脱亚健康的困扰。

眼睛保健

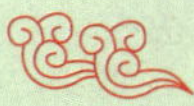

古人认为："五脏六腑之精气，皆上注于目而为之精""目者，五脏六腑之精也，营卫魂魄之所常营也，神气之所生也。"因此，眼睛保健既要重视局部，又要重视整体与局部的关系。

汤博士推荐 | 猪肠莲子汤

【材料】猪肠 100 克，瘦肉 150 克，猪血、莲子、枸杞子、红枣各 10 克，党参 20 克，姜、葱各适量

【调料】盐、鸡精各适量

【做法】1. 将猪肠洗净，切段；姜去皮；葱切段；瘦肉切粒；猪血洗净，切块。

2.锅内烧水，待水开时，放入瘦肉煮净血水，再放入猪肠煮透。

3.将猪肠、瘦肉、党参、红枣、枸杞子、莲子、猪血、姜、葱放入炖盅，注入水，炖2小时后熄火，调入盐、鸡精即可。

粥大夫推荐 | 胡萝卜芥蓝粥

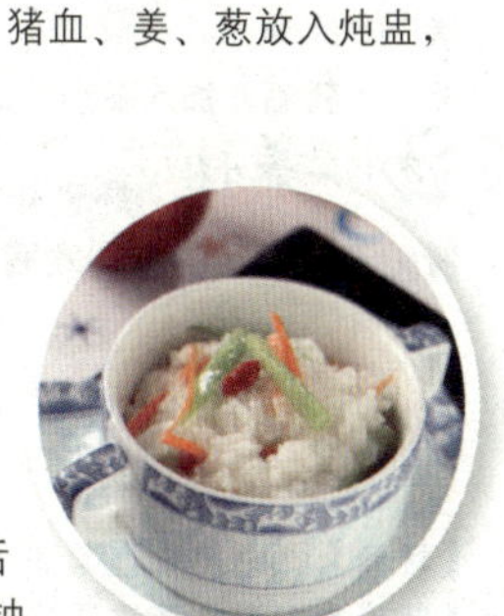

【材料】胡萝卜 30 克，芥蓝 1 棵，枸杞子 10 粒，粳米 100 克

【调料】盐、鸡汤各适量

【做法】1. 胡萝卜洗净，去皮后切丝；芥蓝洗净后切段；枸杞子洗净；粳米洗净后用水浸泡 30 分钟。

2. 锅置于火上，放入鸡汤、粳米，大火煮开后转小火，熬煮 20 分钟。

3. 再加入胡萝卜丝、盐，继续熬煮 30 分钟，然后加入芥蓝和枸杞子，煮沸即可。

粥大夫养生经 **胡萝卜中含有丰富的维生素A，具有保护视力、治疗夜盲症和干眼症等功能，学生经常食用，能有效保护眼睛。**

前列腺保养

前列腺是男性特有的性腺器官，形状像栗子，底朝上，尖朝下，紧贴着膀胱，前与耻骨联合，后依直肠。男性要注意保养前列腺，谨防前列腺炎等前列腺疾病。

汤博士推荐｜鲜虾时蔬汤

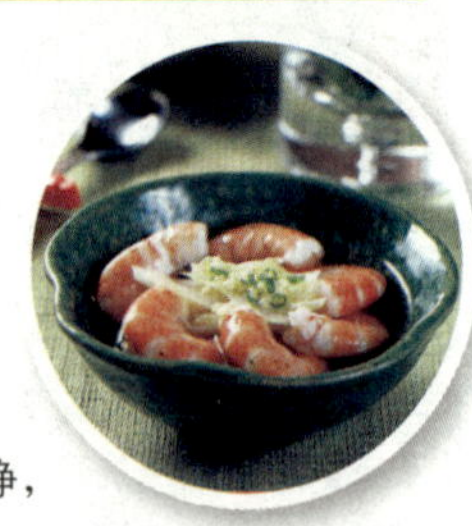

【材料】鲜虾、卷心菜各100克，蒜末、姜末各少许

【调料】高汤、黄油、番茄酱、辣酱、料酒、盐、味精、胡椒粉各适量

【做法】1. 鲜虾去虾线后洗净备用；卷心菜洗净，切块备用。

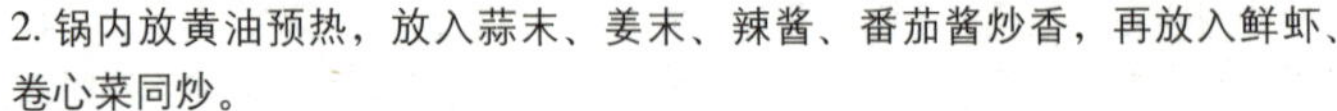

2. 锅内放黄油预热，放入蒜末、姜末、辣酱、番茄酱炒香，再放入鲜虾、卷心菜同炒。

3. 烹入料酒，加入高汤，放入盐、味精、胡椒粉，煮至入味即可。

汤博士养生经 **虾有补肾壮阳，保健前列腺的作用。凡因肾气虚弱、肾阳不足所致的腰脚软弱无力，或阳痿，或男子不育症宜多食虾。**

粥大夫推荐｜莲须芡实粥

【材料】莲须8克，芡实16克，粳米半杯

【做法】1. 粳米淘洗干净。

2. 莲须、芡实放入锅中，加水煎取药汁，去渣。

3. 粳米与药汁一同放入锅中，煮成粥即可。

粥大夫养生经 **莲须具有固肾涩精、收涩止血、清心除烦的功效，芡实也是保养前列腺的理想食物。以莲须、芡实、粳米合用煮制的粥膳具有利尿通淋、益气泄浊的功效，对慢性前列腺炎有较好的食疗功效。**

卵巢保养

女性的卵巢功能一旦紊乱或衰退，极易出现一系列的病变。良性的卵巢疾病多可通过药物治愈，但严重者需配合手术治疗。无论采取何种治疗方法，均要辅以食疗，注重日常的养生。

汤博士推荐｜莲枣猪血汤

【材料】猪血100克，红枣70克，莲子60克，枸杞子适量

【调料】白糖1大匙，盐少许

【做法】1. 猪血洗净，切块，汆烫后捞出备用；红枣洗净，去核；莲子去心，洗净；枸杞子洗净。

2. 将红枣、莲子一同入锅中，加适量清水以小火煮25分钟，放入猪血、枸杞子、白糖、盐，再煮3~5分钟即可。

汤博士养生经 **猪血具有补血美容、解毒清肠的功效。如果汤中再加些蜂蜜会更好，有滋阴润肺的作用，对卵巢、子宫都有好处。**

粥大夫推荐｜马齿苋蒲公英粥

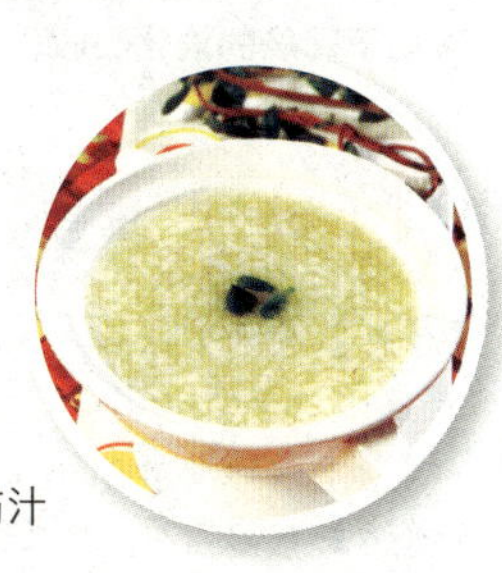

【材料】马齿苋、蒲公英各15克，大米半杯

【调料】冰糖适量

【做法】1. 马齿苋、蒲公英放入锅中，加适量水煎煮，去渣取汁备用。

2. 大米淘洗干净，放入锅中，加入做法1中的药汁煮粥，熟后放入冰糖即可服用。

粥大夫养生经 **马齿苋为马齿苋科一年生草本植物马齿苋的全草。中医认为，其具有清热解毒、凉血止血等功效，可用于辅助治疗热毒血痢及湿热痢疾、湿疹、便血、崩漏下血等。现代医学研究证明，马齿苋有延缓衰老的作用，对保持卵巢健康有一定的功效。**

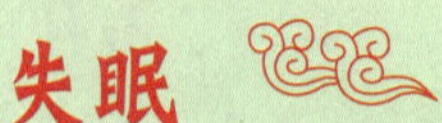

失眠

失眠多由七情所伤，即恼怒、忧思、悲恐、惊吓而致气血及阴阳失和、脏腑功能失调，以致心神被扰、神不守舍而致不寐。中医认为“心主神明”，也就是说，失眠与心脏关系最为密切。

汤博士推荐｜泥鳅山药汤

【材料】泥鳅5条，山药100克，豆腐250克，生姜适量

【调料】料酒、盐、味精各适量

【做法】1. 泥鳅宰杀，去内脏，洗净，沥干水。

2. 山药洗净，切条；豆腐切小块。

3. 泥鳅入热油锅中，煎至微黄时，放生姜、料酒，小火煲10分钟。

4. 山药放入开水中氽烫后，与豆腐一同放入鱼锅中，加足量的清水，煮30分钟后，下味精、盐调味，搅匀后即可起锅。

汤博士养生经 **新鲜的山药中有大量多糖蛋白成分的黏液及消化酶，有助于胃肠的消化吸收，可以帮助长期失眠的患者恢复胃肠道的功能。**

粥大夫推荐｜牛奶红枣粥

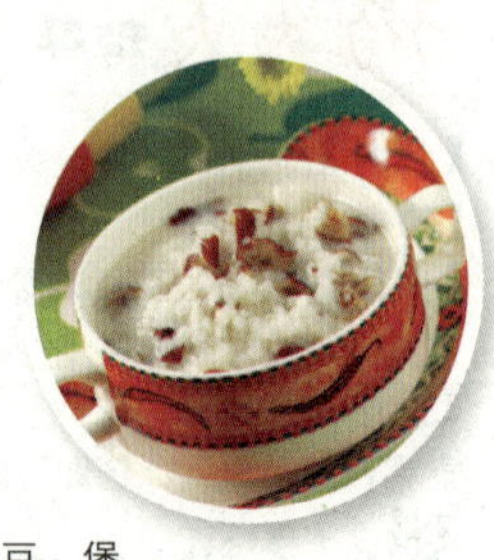

【材料】大米100克，去皮绿豆、红枣各50克，牛奶1000毫升

【调料】白糖适量

【做法】1. 将大米、去皮绿豆、红枣用清水洗净，再将红枣切碎。

2. 在瓦煲中加入牛奶，烧开后加入大米、去皮绿豆，煲约30分钟。

3. 再加入红枣，调入白糖，继续煲12分钟即可。

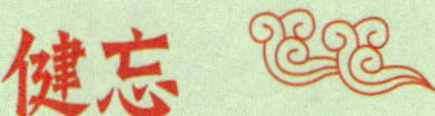

健忘

近年来，经常有20~30岁的年轻人被健忘困扰，这其实是一种亚健康状态的表现。中医认为，健忘多因心脾亏损、精气不足等原因所致，常见于神劳、脑萎、头部内伤、中毒等与脑有关的疾病。

汤博士推荐 | 茼蒿香菇银鱼汤

【材料】茼蒿150克，银鱼200克，虾仁20克，香菇30克，胡萝卜丝少许

【调料】香油、鸡汤各适量

【做法】1. 茼蒿择洗干净，切段；银鱼处理干净，备用；香菇去蒂，洗净，待用。

2. 锅中加适量鸡汤烧沸，先放入香菇和胡萝卜丝。

3. 香菇熟软后，再下入银鱼、虾仁、茼蒿同煮，入味后，滴入香油即可。

汤博士养生经 **茼蒿含有丰富的维生素、胡萝卜素及多种氨基酸，可以养心安神、降压补脑、清血化痰、润肺补肝、稳定情绪、防止记忆力减退等。**

粥大夫推荐 | 桂圆双米粥

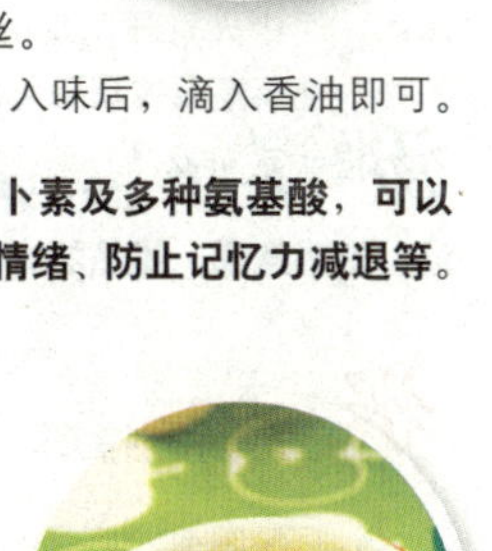

【材料】桂圆肉30克，小米、大米各100克，枸杞子适量

【调料】红糖适量

【做法】1. 桂圆肉洗净，两种米用清水反复淘洗几遍；枸杞子用温水泡发。

2. 在瓦煲中加入适量清水，用中火烧开，放入小米和大米，改用小火煲约25分钟，然后加入桂圆肉、枸杞子、红糖，继续煲15分钟即可。

粥大夫养生经 **此粥可以补血养心，安神益智。有气血不足、失眠健忘、惊悸等症者可以多食用。**

焦虑

焦虑是指一种内心紧张、预感到似乎即将发生不幸时的心境，当程度严重时就会变为惊恐。焦虑是一种很普遍的现象，几乎每个人都有过焦虑的体验。

汤博士推荐｜银耳绿豆汤

【材料】绿豆 100 克，银耳 50 克，枸杞子少许

【调料】冰糖适量

【做法】1. 将绿豆洗净泡水 2~3 小时；银耳泡发，去蒂洗净；枸杞子泡发。

2.将绿豆、枸杞子、银耳一起放入煲内，加入适量清水，用中火煮开，改用小火继续煮30~40分钟后加入冰糖，继续煮至冰糖融化即可。

汤博士养生经 **绿豆消暑解毒，银耳滋阴润燥，这是夏季不可多得的好汤。常感焦虑、燥热的人常饮此汤，可有效缓解不良症状。**

粥大夫推荐｜二冬枣仁粥

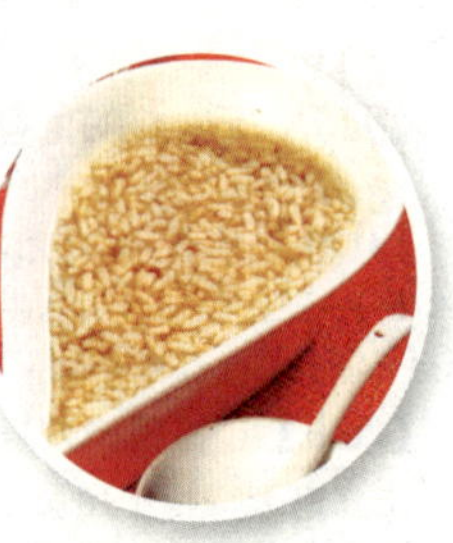

【材料】天冬、麦冬（连心）、枣仁各 10 克，粳米 100 克

【调料】白蜜适量

【做法】1. 枣仁微炒。

2.将炒好的枣仁与天冬、麦冬一同煎汤，去渣取汁。

3.粳米淘洗干净，与做法2中的汁液一同煮粥。

4.粥熟后，调入白蜜，再稍煮即可。

粥大夫养生经 **天冬具有清心、润肺、养阴、生津液的功效。此粥具有滋阴、清热、养心安神的作用，可用于阴虚火旺之心悸不安、头晕目眩、烦热少寐、多梦耳鸣、手足心热等症的食疗。**

神经衰弱

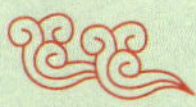

神经衰弱是指大脑由于长期的情绪紧张和精神压力而产生精神活动能力减弱的症状，是亚健康的常见症状。神经衰弱与中医所说的惊悸、健忘、失眠等症颇为相像，多数病例发病于16~40岁。

汤博士推荐 | 银花山楂蜂蜜汤

【材料】银花50克，山楂20克

【调料】蜂蜜20克

【做法】1. 山楂洗净，去蒂，去籽；银花用清水冲洗干净，待用。

2. 把准备好的材料放入锅内，加适量清水，先用大火煮沸，后用小火煮30分钟左右，然后去渣取汁，晾凉后加入蜂蜜调匀即可。

汤博士养生经 **蜂蜜能明显增强人体对多种致病因子的抵抗力，有效地增进食欲，改善睡眠并促进生长发育，缓解压力，对人体有极强的保健功能和神奇的食疗效果。**

粥大夫推荐 | 南瓜百合粥

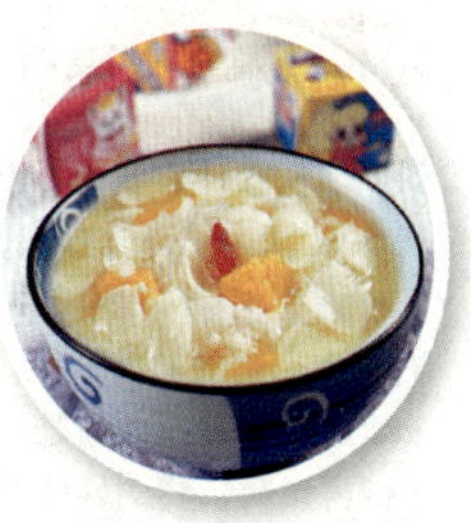

【材料】大米、百合各半杯，南瓜150克，枸杞子适量

【调料】盐1小匙

【做法】1. 大米淘洗干净，用清水浸泡30分钟；南瓜去皮，去籽，洗净，切块；百合去皮，洗净，剥成瓣，烫透，捞出，沥干。

2. 大米放入锅中，加适量水，以大火烧沸，再下入南瓜块，转小火煮约30分钟。

3. 放入百合、枸杞子及盐，煮至汤汁黏稠出锅装碗即可。

耳鸣

耳鸣是指人们在没有任何外界刺激下所产生的异常声音感觉，是一种主观感觉，既是短暂的，又是持续性的。症状严重的耳鸣可以扰得人一刻不得安宁，令人十分紧张。

汤博士推荐 | 牡蛎瘦肉汤

【材料】花生仁 30 克，牡蛎 250 克，猪瘦肉 200 克，姜适量

【调料】盐适量

【做法】1. 花生仁洗净后浸泡；牡蛎取肉，洗净，氽烫；猪瘦肉洗净切片，氽烫，备用；姜洗净，切片。

2.油锅烧热，下姜片，将牡蛎肉爆炒至微黄，加适量清水，用大火煮沸。

3.放入花生仁和瘦肉片，滚沸后，改用小火煮熟，加盐调味即可。

汤博士养生经 **牡蛎可安神，潜阳补阴，软坚散结，收敛固涩。常用于缓解惊悸失眠、眩晕耳鸣等症状。**

粥大夫推荐 | 麦冬竹参粥

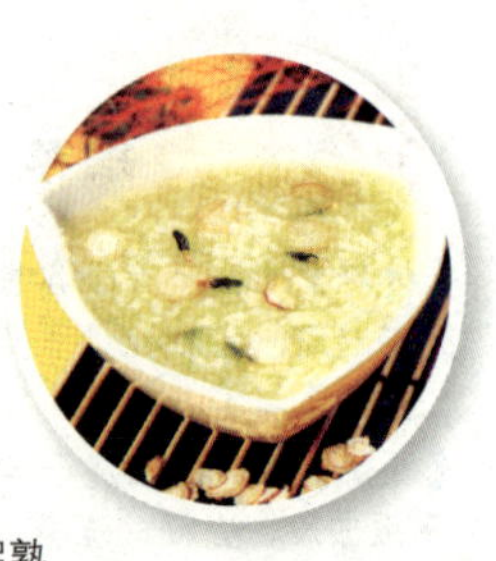

【材料】西洋参 3 克，麦冬 10 克，淡竹叶 6 克，粳米 50 克

【做法】1. 将麦冬、淡竹叶煎汤，去渣取汁；西洋参切成薄片。

2.粳米淘洗干净，与药汁一同煮粥。

3.粥将熟时，将切好的西洋参片加入粥中，煮至粥熟。

粥大夫养生经 **西洋参具有补肺阴、清火、生津液的功效。麦冬能养阴生津、润肺清心。淡竹叶能清热除烦、利尿，适用于热病烦渴、小便赤涩淋痛、口舌生疮等症。以上三者皆属寒凉性药物，皆可预防耳鸣。**

头痛

头痛指头部发生疼痛，是临床上最常见的症状。可由全身病、脑部病变引起。很多疾病都可引发头痛，所以头痛是人体对各种致痛因素所产生的主观感觉。

汤博士推荐 | 川贝百合安神汤

【材料】川贝20克，百合30克，猪瘦肉250克，鸡爪、胡萝卜各100克，蜜枣、姜片各适量

【调料】盐、鸡精各适量

【做法】1. 川贝、百合洗净；鸡爪洗净，去甲；胡萝卜、瘦肉洗净，切块；蜜枣、姜洗净。

2. 用锅烧开水，放入瘦肉、鸡爪，再捞出洗净。

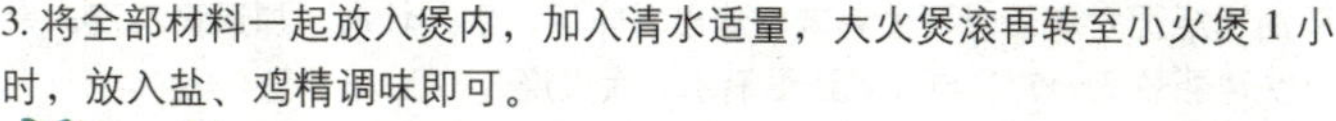

3. 将全部材料一起放入煲内，加入清水适量，大火煲滚再转至小火煲1小时，放入盐、鸡精调味即可。

汤博士养生经 **这道川贝百合安神汤具有润肺养阴、化痰止咳的功效，可缓解因感冒导致的头痛。**

粥大夫推荐 | 芋头薄荷粳米粥

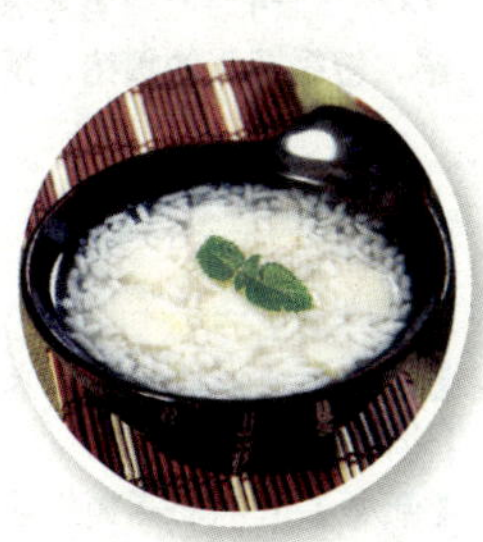

【材料】芋头90克，粳米100克，薄荷叶适量

【调料】白糖适量

【做法】1. 芋头洗净，去皮，切成小块；粳米淘洗干净；薄荷叶洗净。

2. 芋头、粳米一同放入锅中，加适量水煮粥。

3. 粥将熟时，加入薄荷叶再煮片刻。

4. 粥熟后，加入白糖再煮沸1~2次即可。

粥大夫养生经 **薄荷具有清热、清头目、透疹的功效，常用于风热感冒、口疮、牙痛、头痛、目赤、风疹、麻疹等症的食疗。**

精神抑郁

抑郁的主要症状是情绪异常低落、心境抑郁，它是亚健康状态的典型表现。现代医学认为，引起精神抑郁的原因主要有遗传因素、生物化学因素及性格因素等。

汤博士推荐 | 百合牡蛎煲

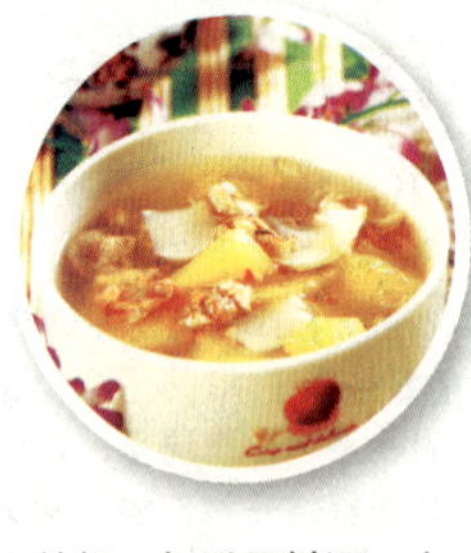

【材料】新鲜牡蛎肉150克，新鲜百合100克，青苹果1个，生姜末适量

【调料】葡萄酒、味精、盐、料酒各适量

【做法】1. 牡蛎去肠取肉，洗净，切碎后放入葡萄酒中腌渍10分钟。

2. 百合洗净，掰开；青苹果去核，切成小块。

3. 油锅烧至六成热，下生姜末，煸出香味后，倒入牡蛎，加适量料酒，大火快速翻炒3分钟，再加入适量清水，大火烧开。

4. 将百合放入瓦罐中，再倒入处理好的牡蛎肉，小火慢煮，待牡蛎肉熟烂时，放青苹果、盐、味精，继续煮5分钟即可。

汤博士养生经 **青苹果含有多种营养物质，味道甜酸，可以帮助激素分泌，舒缓紧张的情绪，抵抗抑郁症。**

粥大夫推荐 | 香蕉粳米粥

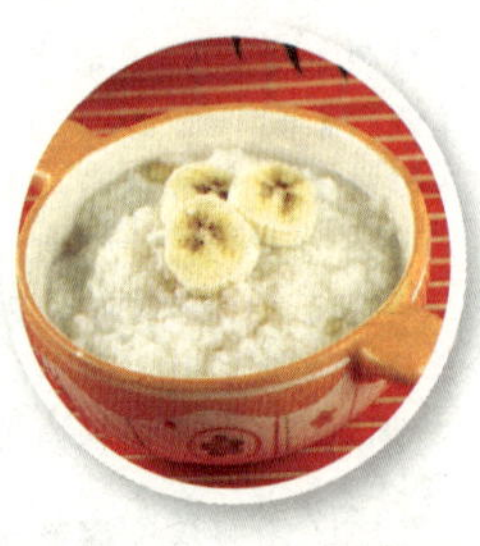

【材料】香蕉2根，粳米100克

【调料】冰糖适量

【做法】1. 将香蕉撕掉筋，切成片，粳米淘净。

2. 锅中放入清水、粳米，先用大火煮沸后再用小火熬煮，待粥将成时，加入香蕉、冰糖略煮即可。

粥大夫养生经 **香蕉含有丰富的矿物质，还含有一种能够帮助人体制造“开心激素”的氨基酸，可减轻心理压力，改善头痛的症状。**

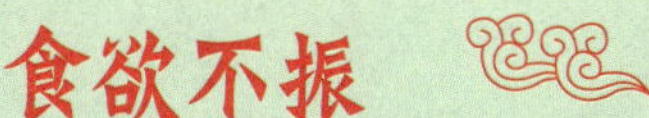

食欲不振

食欲不振是指缺乏食欲。造成食欲不振的原因较多，一般来说，由过量的工作和运动及生活不规律造成的身心疲惫，因对未来过分担心而造成的精神紧张等，均可能导致暂时性食欲不振。

汤博士推荐｜黑木耳瘦肉汤

【材料】猪瘦肉300克，黑木耳30克，红枣20个

【调料】酱油、料酒、淀粉、盐、味精各适量

【做法】1.黑木耳用温水泡开去蒂，洗净；红枣去核洗净切片；猪瘦肉洗净，切片，用调料腌10分钟，备用。

2.将黑木耳、红枣放入锅中，注入适量清水，小火煲煮。

3.20分钟后在锅中放入瘦肉，继续煲至瘦肉熟透，然后用盐、味精调味即可。

汤博士养生经 **黑木耳能帮助消化纤维类物质，分解肠道中的杂物，从而起到清理肠胃、帮助消化的作用，对食欲不振的人大有裨益，常食黑木耳还可增强机体免疫力。**

粥大夫推荐｜荸荠粳米粥

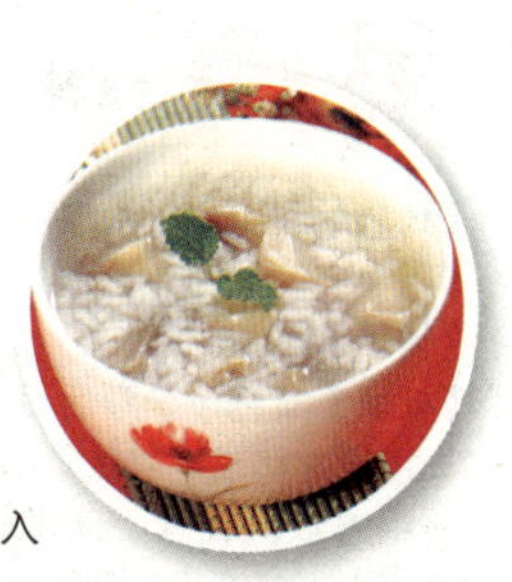

【材料】荸荠150克，粳米100克

【调料】白糖少许

【做法】1.将荸荠洗干净，去尖，去皮，切成小块，放入沸水锅内汆烫片刻捞出；粳米淘洗干净。

2.粳米加适量清水放入锅中，用大火煮沸后，加入荸荠，用小火继续煮至粥成，再用白糖调味即可。

粥大夫养生经 **中医认为，荸荠有清热泻火、凉血解毒、利尿通便、化湿祛痰、消食除胀的功效，既可清热生津，又可补充营养。**

疲劳

疲劳是亚健康最典型的表现和标志。疲劳有多种类型，其中，慢性疲劳综合征是新发现的一种危险的现代疾病，同时也是亚健康状态中最具代表性的症状。

汤博士推荐 | 大球盖菇鸡胗汤

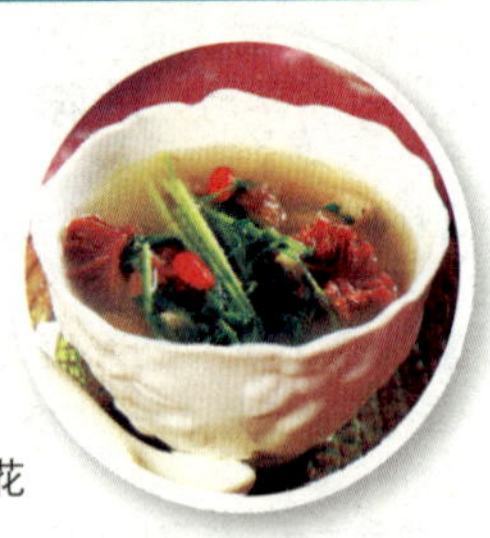

【材料】大球盖菇200克，鸡胗100克，豆苗30克，枸杞子、辣椒各少许

【调料】醋3小匙，胡椒粉、料酒各2小匙，盐1小匙，鸡汤2杯，香油适量

【做法】1. 大球盖菇洗净切片，鸡胗去除筋膜切花刀，用料酒腌制10分钟后，用清水洗净，备用。

2. 炒锅置于火上，加入鸡汤和所有材料，待汤烧沸后，放入除香油外的所有调料慢火炖至入味，再淋上香油即可。

汤博士养生经 **大球盖菇不仅味道鲜美，营养价值也很高，其中维生素B_3的含量是甘蓝、番茄、黄瓜的10倍，常食用能有效缓解精神疲劳。**

粥大夫推荐 | 椰子山楂粳米粥

【材料】椰子300克，山楂片80克，粳米150克，玉米粒50克

【调料】冰糖30克

【做法】1. 椰子敲裂后用小刀起肉。

2. 山楂片切成米粒状；玉米粒洗净；粳米淘洗干净。

3. 锅内放入粳米、玉米粒，加适量清水以大火烧开，再改小火熬至米开且粥稠，放冰糖、山楂、椰肉稍煮即可。

粥大夫养生经 **椰肉具有补虚强壮、益气祛风、养心的功效，久食能令人面部润泽、缓解疲劳、增加精力。**

免疫力低下

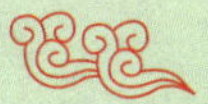

免疫力是人体自身的防御机制，免疫力低下是指人体因免疫系统功能减退而经常染病。免疫力低下是亚健康状态的表现。

汤博士推荐 | 猪腰胡萝卜双花汤

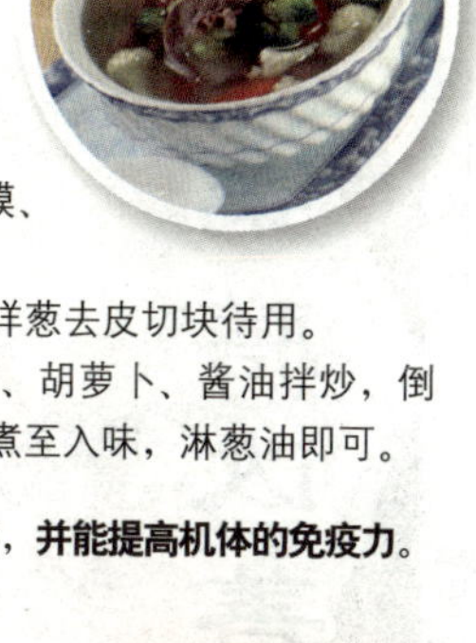

【材料】猪腰2个，菜花200克，胡萝卜1根，西蓝花50克，洋葱半个

【调料】盐适量，酱油1大匙，味精半小匙，高汤6杯，葱油少许

【做法】1. 将猪腰对半剖开，去净内部白色筋膜、腰臊，洗净后切片。

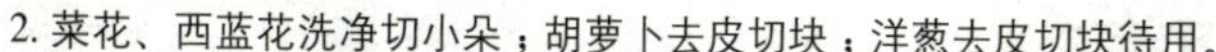

2. 菜花、西蓝花洗净切小朵；胡萝卜去皮切块；洋葱去皮切块待用。

3. 油锅烧热，下入洋葱炒软，再依次下入猪腰片、胡萝卜、酱油拌炒，倒入6杯高汤煮沸，下入菜花、西蓝花、盐、味精煮至入味，淋葱油即可。

汤博士养生经 **常吃菜花可增强肝脏的解毒能力，并能提高机体的免疫力。**

粥大夫推荐 | 鳝鱼肉丝白菜粥

【材料】鳝鱼50克，猪瘦肉25克，白菜少许，粳米50克，葱、姜、香菜末各适量

【调料】盐半小匙，鸡精1小匙

【做法】1. 鳝鱼洗净切丁；猪瘦肉洗净切丝；葱切碎；姜切丝；白菜洗净切末；粳米淘洗净。

2. 砂锅中注入适量清水，烧开，放入粳米煲成粥，加入白菜末煲5分钟。

3. 再放鳝鱼丁、猪瘦肉丁、姜丝煮至熟，放葱花、香菜末，调入盐、鸡精即可。

粥大夫养生经 **鳝鱼有很强的滋补功能，适合身体虚弱者食用。**

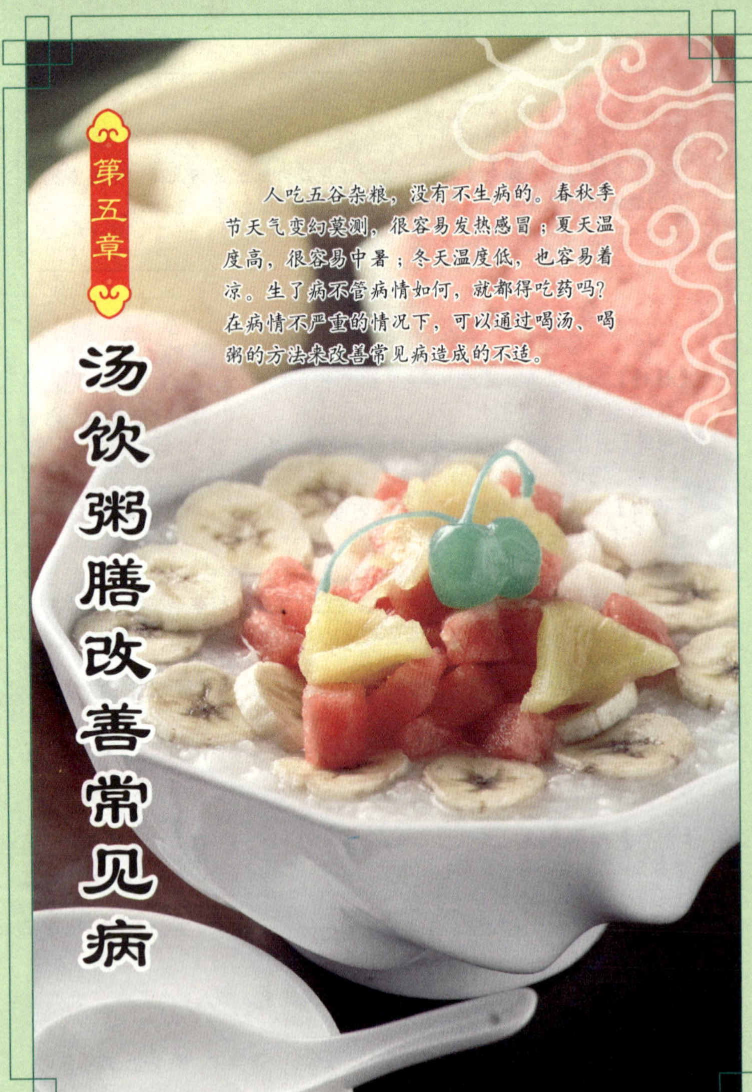

第五章

汤饮粥膳改善常见病

人吃五谷杂粮，没有不生病的。春秋季节天气变幻莫测，很容易发热感冒；夏天温度高，很容易中暑；冬天温度低，也容易着凉。生了病不管病情如何，就都得吃药吗？在病情不严重的情况下，可以通过喝汤、喝粥的方法来改善常见病造成的不适。

贫血

贫血是指血液中红细胞的数量或红细胞中血红蛋白的含量不足。造成贫血的原因很多，根据致病原因不同，贫血可分为缺铁性贫血、失血性贫血、溶血性贫血等。为了避免贫血，可经常食用补血的粥膳。

汤博士推荐 | 鸡血鱿鱼汤

【材料】豆腐 100 克，熟鸡血 50 克，水发鱿鱼 30 克，竹笋 25 克

【调料】高汤 2 碗，醋 1 大匙，酱油、料酒、胡椒粉各 2 小匙，盐、水淀粉、味精、香油各适量

【做法】1. 豆腐洗净切条；水发鱿鱼、熟鸡血、竹笋均洗净切丝。

2. 锅置于火上，注入高汤烧开，放入豆腐条、鸡血丝、水发鱿鱼丝、笋丝煮开，加入酱油、料酒，用水淀粉勾芡，再加入醋、胡椒粉、盐、味精调味，熟后淋入香油即可。

汤博士养生经 **鸡血中含铁量较高，而且以血红素铁的形式存在，容易被人体吸收利用，适合贫血者食用。**

粥大夫推荐 | 补血花生粥

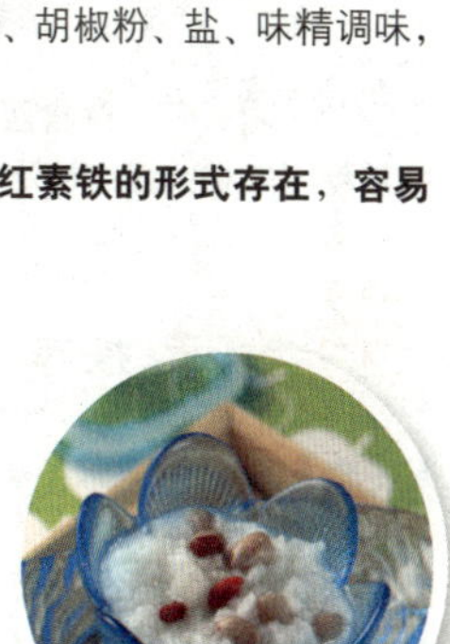

【材料】花生米 50 克，山药 30 克，粳米 100 克

【调料】冰糖适量

【做法】1. 将山药洗净，再将山药捣碎，备用。

2. 将花生米洗净；粳米淘洗干净，锅内放入备好的花生、山药，与粳米同煮。

3. 熬煮至熟，加入冰糖调匀即可。

粥大夫养生经 **花生能够滋养补益，有助于延年益寿，所以民间又称其为“长生果”。另外，花生有补气血的作用，适合贫血者食用。**

高血压

高血压是以动脉血压升高为主要表现的疾病，多见于中老年人。患上了高血压，就要注意劳逸结合，保持足够的睡眠。同时还要调节饮食，多吃低盐、低动物脂肪的食物，以避免摄入过多胆固醇。

汤博士推荐 | 西红柿鲈鱼汤

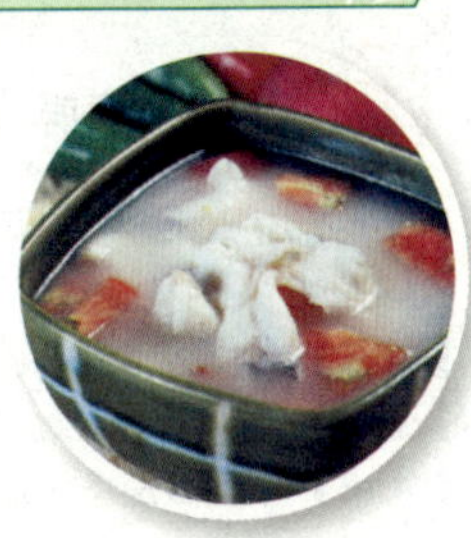

【材料】鲈鱼1条，西红柿100克，蛤蜊50克，姜丝、蒜蓉各适量

【调料】盐、白糖、料酒、鸡精各适量

【做法】1.鲈鱼宰杀处理干净，去鱼头、剔骨切成片，用料酒、姜丝、盐腌渍去腥味。
2.西红柿洗净，切成块备用。
3.油锅烧热，下蒜蓉、西红柿翻炒片刻，倒入适量清水后煮沸。
4.倒入蛤蜊、鲈鱼片，稍煮片刻，加入盐、白糖、鸡精即可。

汤博士养生经 **生食西红柿能预防高血压、动脉粥样硬化等症状，饭后吃加糖西红柿或西红柿汁，能帮助消化，补充胃酸的不足。**

粥大夫推荐 | 鸡腿洋葱粥

【材料】鸡腿肉、粳米各100克，洋葱50克，生姜适量

【调料】盐1小匙，料酒1大匙，味精少许

【做法】1.洋葱洗净，切碎；生姜洗净，切片；粳米淘洗干净；鸡肉切成小块，汆烫后捞起。
2.在油锅中放入洋葱粒、姜片、鸡肉及料酒煸炒5分钟。
3.锅中注入适量清水，投入粳米，煲50分钟，调入盐、味精搅匀即可。

粥大夫养生经 **如果购买的是冷冻过的鸡腿肉，清洗时不能用热水浸泡，否则会失去鲜味，最好用冷水或冷盐水浸泡，待冰化开后，再烹调。**

低血压

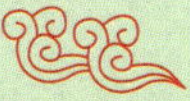

低血压是指血压经常在90/60毫米汞柱以下，同时伴有头晕、乏力、眼前发黑等自觉症状。低血压常见于女性、贫血或失血过多者、中老年人、缺乏运动者、长期卧床者及部分脊髓疾病患者等。

汤博士推荐 | 芥菜牛肉鲜姜汤

【材料】牛肉250克，芥菜500克，生姜30克

【调料】盐、胡椒粉各适量

【做法】1. 生姜去皮，拍扁；牛肉洗净，切片；芥菜洗净，待用。

2. 将锅置于火上，加入清水适量，大火烧开后，把适量的植物油与牛肉片、芥菜、生姜、盐一同等放入锅内，煮熟后即可用胡椒粉调味食用。

汤博士养生经 **牛肉有补虚强体的功效，适用于低血压的食疗。生姜中含有姜油酮、姜酚和姜油醇等营养成分，对健胃消食非常有益。**

粥大夫推荐 | 鹿肉粳米粥

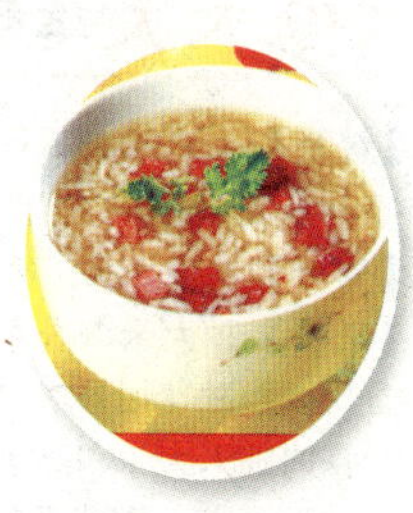

【材料】可食用鹿肉100克，粳米半杯，香菜适量

【调料】料酒适量

【做法】1. 可食用鹿肉洗净，切小块；粳米淘洗干净；香菜洗净，切末。

2. 可食用鹿肉加料酒放入锅中微煮。

3. 将粳米与适量水加入锅中，与可食用鹿肉一同煮粥，熟后撒上香菜末，盛出即可。

粥大夫养生经 **中医认为，可食用鹿肉有补脾益气、温肾壮阴的功效。因此，它具有极好的补益肾气的作用，十分适合低血压患者提升阳气之用。可食用鹿肉也是很好的补益食品，对经常手脚冰凉的人也有很好的温补作用。**

心脏病

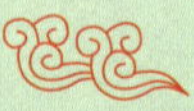

心脏病是一种慢性病，是心脏疾病的总称，包括风湿性心脏病、先天性心脏病、高血压心脏病等多种类型。心脏病的高发人群包括：吸烟者、高血压患者、糖尿病患者、高胆固醇血症患者等。

汤博士推荐｜百合蜂蜜汤

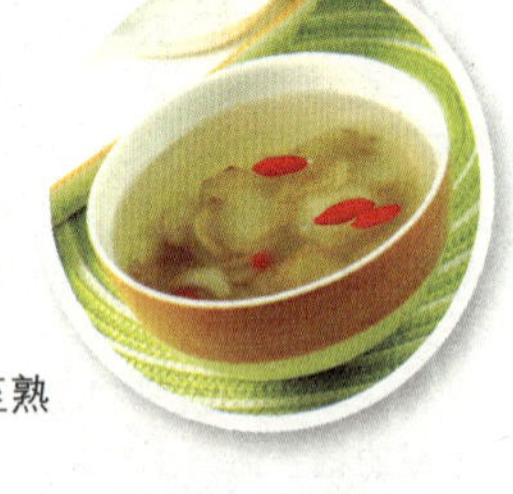

【材料】百合100克，枸杞子少许

【调料】蜂蜜适量

【做法】1. 百合一片片剥下，撕去内衣，用清水洗净，浸泡20分钟后捞出，备用。

2. 将百合、枸杞子放锅中，再加入适量清水煮至熟烂，熄火过一会儿后调入适量蜂蜜即可。

汤博士养生经 **蜂蜜自古就是排毒养颜的佳品，含有多种人体所需要的氨基酸和维生素，常吃除了可帮助人体排出毒素，对防治心血管疾病和神经衰弱等症也有一定的效果。**

粥大夫推荐｜什锦蔬菜粥

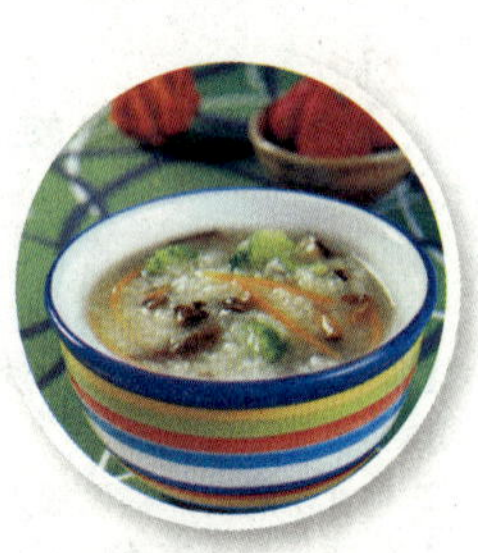

【材料】大米半杯，西蓝花、洋菇、香菇、胡萝卜丝各50克

【调料】高汤适量，盐、胡椒粉、香油各少许

【做法】1. 大米淘洗干净，用清水浸泡30分钟，备用；西兰花用开水汆烫，撕成小朵备用。

2. 锅内加入大米和高汤，用大火煮开。

3. 加入洋菇、香菇及胡萝卜丝，改小火煮至米粒黏稠，再放入汆烫过的西蓝花，煮开后加盐、胡椒粉和香油调味即可。

粥大夫养生经 **西蓝花的营养价值与保健功效均很高，其所含的类黄酮是很好的血管清理剂，能防止胆固醇氧化，降低患心脏病与中风的风险。**

[呼吸系统疾病]

咳嗽

咳嗽是呼吸系统疾病最常见的一种症状。现代医学认为，当异物、呼吸道内分泌物等刺激呼吸道黏膜时，就容易引起咳嗽。中医学则认为，咳嗽由饮食不当、脾虚生痰或外感风寒等原因所致。

汤博士推荐 | 奶油密瓜汤

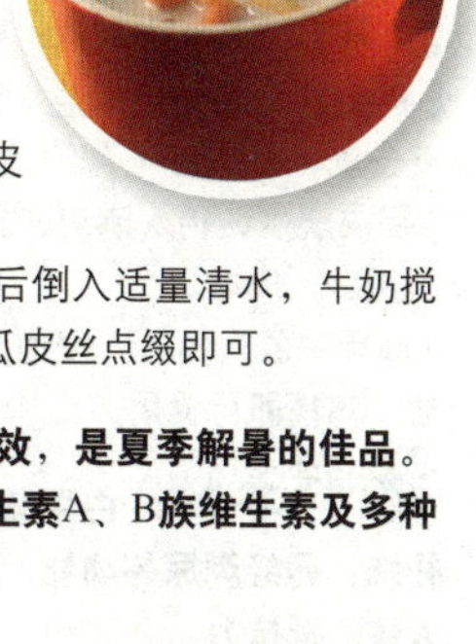

【材料】哈密瓜半个

【调料】奶油2大匙，面粉适量，牛奶半杯，白糖少许

【做法】1.将哈密瓜削皮，瓜肉切块。

2.将一半瓜肉在果汁机中搅打成汁，留少许瓜皮切丝备用。

3.锅置于火上，倒入奶油，溶化后撒匀面粉，然后倒入适量清水，牛奶搅匀，放入瓜肉、瓜汁煮沸，加白糖调匀，再放入瓜皮丝点缀即可。

汤博士养生经 **哈密瓜具有清肺热、止咳的功效，是夏季解暑的佳品。牛奶含有丰富且均衡的营养，如优质蛋白质、维生素A、B族维生素及多种矿物质，可有效弥补因咳嗽导致的营养吸收不良。**

粥大夫推荐 | 橘皮粳米粥

【材料】橘皮20克，粳米100克

【做法】1.橘皮加适量水放入锅中煎取药液，去渣取汁。

2.粳米淘洗干净，与橘皮汁一同放入锅中煮粥。

3.也可将橘皮晒干，研为细末，每次用3~5克，调入已煮沸的稀粥中，再用小火慢煮成粥。

粥大夫养生经 **这道橘皮粳米粥具有顺气、健脾、化痰、止咳等功效，适用于脾胃气滞、脘腹胀满、消化不良、食欲不振、恶心呕吐等症。**

感冒

通常，普通感冒是由受凉或暑热引起的，属于个人的病情；流行性感冒则是由感冒病毒或细菌引起的传染病症，通常在寒冷季节发生较多。因为受到风寒的影响，感冒在春天与冬天的发病率最高。

汤博士推荐｜白果猪肚汤

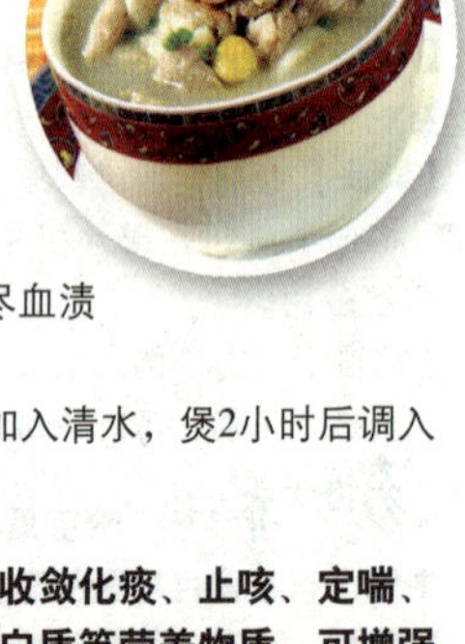

【材料】白果 50 克，猪肚 250 克，瘦肉 200 克，姜适量

【调料】鸡精 2 小匙，胡椒粉、盐、淀粉各适量

【做法】1. 将猪肚用盐、淀粉刷洗净；瘦肉切块；姜去皮。

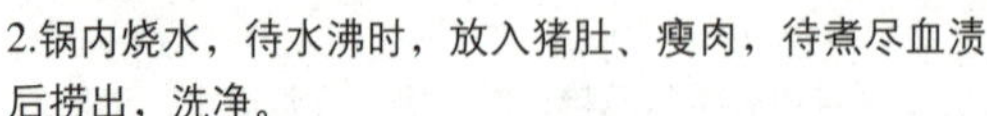

2.锅内烧水，待水沸时，放入猪肚、瘦肉，待煮尽血渍后捞出，洗净。

3.砂煲中放入猪肚、瘦肉、白果、胡椒粉、姜，加入清水，煲2小时后调入盐、鸡精即可食用。

汤博士养生经 **白果营养丰富，中医认为它有收敛化痰、止咳、定喘、补肺、通经利尿等功能。瘦肉含有丰富的铁、蛋白质等营养物质，可增强人体的抵抗力。**

粥大夫推荐｜薄荷粳米粥

【材料】薄荷 5 克，粳米 100 克

【做法】1. 粳米淘洗干净，与适量水一同放入锅中煮粥。

2.将熟时，放入薄荷，再煮几沸，有香气散出即可。

粥大夫养生经 **薄荷是一种常见的解表类药物，有清热祛火、散风明目的食疗功效。这道薄荷粳米粥具有疏散风寒的功效，可治疗风热感冒引起的发热恶风、头目不清、咽痛口渴等病症。**

哮喘

哮喘是一种常见的呼吸道疾病，被世界医学界公认为四大顽症之一。它严重危害人们的身心健康，而且难以得到根治。哮喘可发生在任何年龄、任何人群，且致病原因较多。

汤博士推荐 | 白萝卜鲫鱼汤

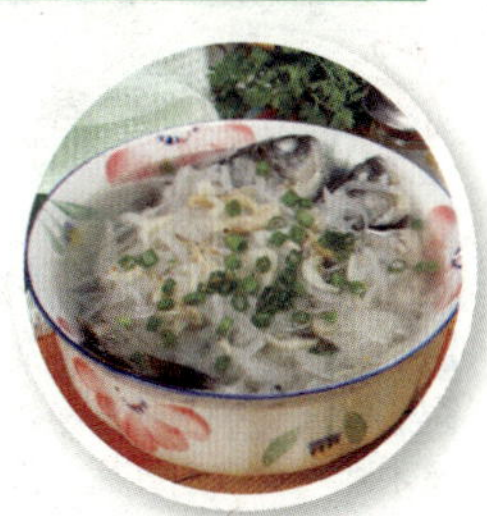

【材料】白萝卜 150 克，鲫鱼 400 克，虾皮 1 大匙，葱花少许

【调料】盐适量

【做法】1. 鲫鱼洗净，沥干水分后在背部斜划数刀，抹上盐，腌约 15 分钟。

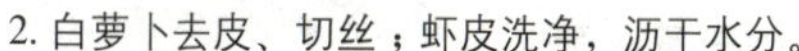

2. 白萝卜去皮、切丝；虾皮洗净，沥干水分。

3. 锅中放入白萝卜丝，并加 5 杯水及虾皮，加盖，焖煮约 10 分钟，至白萝卜熟透再掀盖，中途不可掀盖，否则白萝卜会不好吃。

4. 萝卜煮好后，加入鲫鱼，续煮至鱼熟并撒上葱花即可。

汤博士养生经 **鲫鱼中所含的蛋白质质优、齐全、容易被人体消化，对气管炎、哮喘，有很好的滋补食疗功效。**

粥大夫推荐 | 莴笋粳米粥

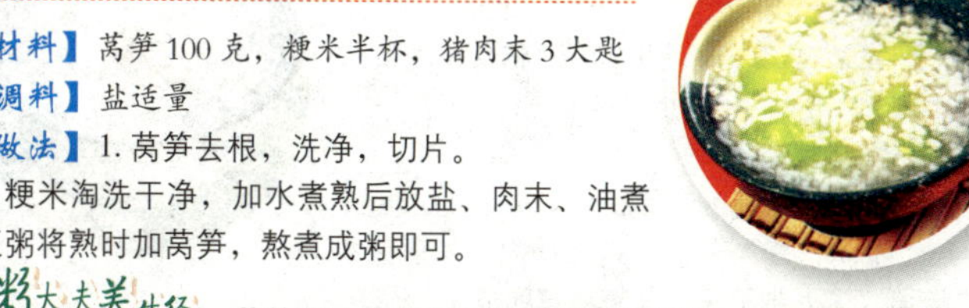

【材料】莴笋 100 克，粳米半杯，猪肉末 3 大匙

【调料】盐适量

【做法】1. 莴笋去根，洗净，切片。

2. 粳米淘洗干净，加水煮熟后放盐、肉末、油煮至粥将熟时加莴笋，熬煮成粥即可。

粥大夫养生经 **莴笋含有容易被人体吸收的铁元素、丰富的钾离子、大量的胡萝卜素，具有利尿、降低血压、抗感冒等功效。这道莴笋粳米粥具有清热解毒的功效，适用于感冒、气管炎、喉炎、肠炎、痢疾等。**

肺结核

肺结核是最为常见的一种结核病，其病理特点是结核结节、干酪样坏死及空洞形成。临床上有结核中毒症状及呼吸系统症状，多为慢性过程，肺结核还分为活动性和非活动性两类。

汤博士推荐 | 参杞猪肺煲

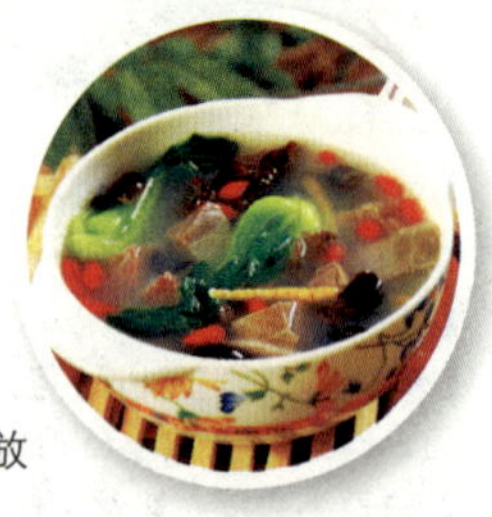

【材料】枸杞子、太子参各15克，猪肺1个，黑木耳30克，小菜心适量

【调料】盐、味精各适量

【做法】1. 枸杞子洗净，放入水中浸泡10分钟；黑木耳用温水泡开后，洗净，撕成小块；太子参放入清水锅中，煎汁，连煎2次，合并煎汁备用。

2. 猪肺用温水洗净，放入汤锅中，加适量清水煮10分钟，取出，切成小块。

3. 把猪肺、枸杞子、太子参汁、黑木耳一并放瓦罐中，倒入适量的清水，投入盐，小火慢煲，1小时后放入小菜心，改中火煮5分钟，再放入味精即可。

汤博士养生经 **太子参、枸杞子、猪肺几种药材与食材的相互结合，可改善因肺结核引起的胸闷气短、心悸不宁、饮食减少等症状。**

粥大夫推荐 | 山药雪梨糯米粥

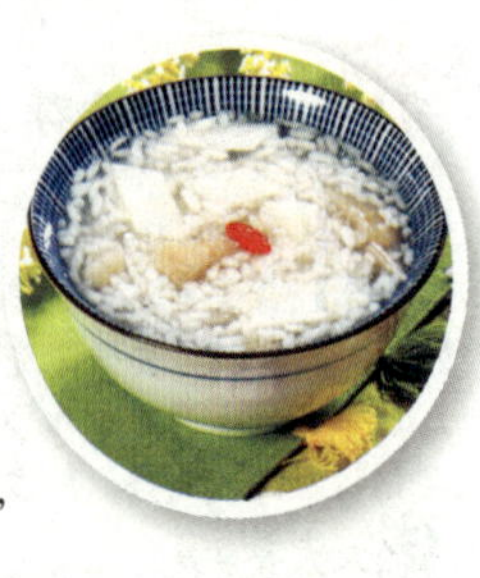

【材料】雪梨50克，山药片30克，糯米3大匙，枸杞子适量

【调料】冰糖适量

【做法】1. 山药、糯米洗净；雪梨洗净，切块。

2.山药、糯米、雪梨一同放入砂锅内，加适量水，煮成稀粥，调入枸杞子、冰糖稍煮即成。

粥大夫养生经 **雪梨可缓解热病津伤烦渴、消渴、热咳、痰热、便秘等症状，对肺结核、气管炎等皆有益。**

胃痛

胃痛又称胃脘痛，是以胃脘近心窝处常发生疼痛为主的疾患。导致胃痛的原因很多，主要包括：过食寒凉，寒邪犯胃；生活无规律，饮食伤胃；精神抑郁，肝气犯胃；劳累过度，脾胃虚弱。

汤博士推荐｜冰糖蒜汤

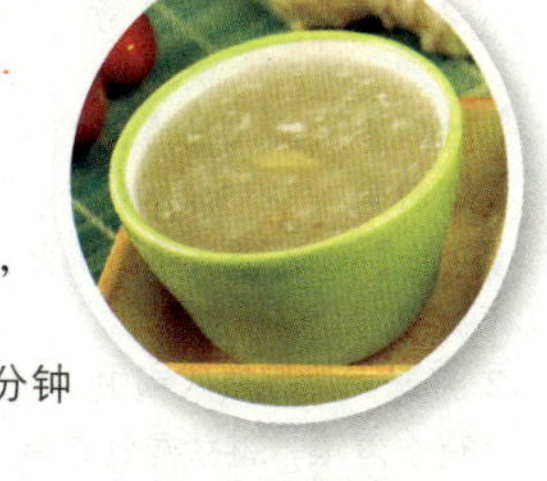

【材料】蒜 50 克

【调料】冰糖适量

【做法】1. 将蒜去皮，洗净，捣碎，装入碗中，加冷开水浸泡 5 小时左右。

2. 往泡蒜的浸液内加入碎冰糖，上笼屉蒸 20 分钟后即可饮用。

汤博士养生经 **蒜有杀虫、解毒、行滞、健胃的功效。很多人讨厌吃完蒜的口臭味，可在食蒜后用当归1片含入口中，或用少许茶叶咀嚼，均能有效去除异味。**

粥大夫推荐｜蜂蜜土豆粥

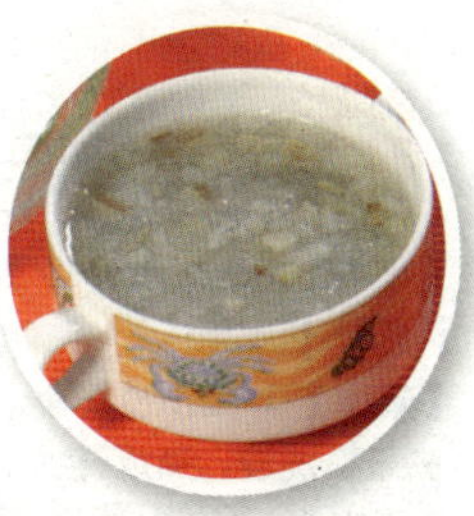

【材料】新鲜土豆 250 克（不去皮），糯米 50 克

【调料】蜂蜜少许

【做法】1. 土豆洗净，切碎；糯米洗净，备用。

2. 将糯米、土豆与适量水一同入锅，煮至稠粥状。

3. 服时加蜂蜜。

粥大夫养生经 **现代医学认为，蜂蜜能改善胃肠道及神经系统疾病，如便秘、十二指肠溃疡、结肠炎、失眠、头痛等，还能改善感染性创伤、烧伤、冻伤。此外，蜂蜜还具有很好的美容功效。土豆具有补气、健脾胃、消炎止痛的作用，适用于胃痛、便秘及十二指肠溃疡等。这道蜂蜜土豆粥具有健脾滋肾、补肺益精的功效，对胃脘隐痛、食少倦怠有食疗作用。**

消化不良

消化不良是指与饮食有关的一系列胃部不适症状的总称，是一种由胃动力障碍所引起的疾病。常因胸闷、早饱感、腹胀等不适而不愿进食或少进食，夜里也不易安睡，睡后常有噩梦。

汤博士推荐 | 柠檬薏米汤

【材料】薏米225克，柠檬1个，绿豆1/4杯

【调料】冰糖适量

【做法】1. 柠檬洗净，剖开，切小块；薏米、绿豆均洗净。

2. 薏米、绿豆放入锅中，加入适量清水。

3.待水煮滚，继续煮到薏米、绿豆绽开时，放入冰糖煮至溶化，最后加入柠檬片浸泡即可食用。

汤博士养生经 **柠檬含有烟酸和丰富的有机酸，其味极酸，适合暑热口干烦躁、消化不良者食用。薏米煮汤、磨成粉服用或冲泡食用，可以帮助消除斑点，使肌肤变得白皙，若长期食用，还可以达到瘦身美容的效果。**

粥大夫推荐 | 山楂银耳粥

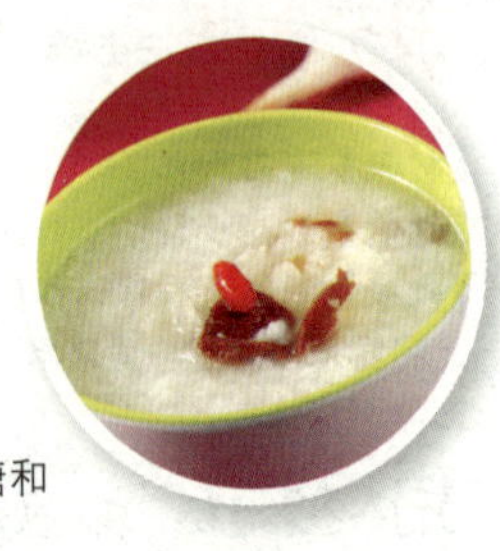

【材料】山楂、银耳各10克，大米100克

【调料】冰糖适量

【做法】1. 把山楂洗净，切片；银耳用温水泡发，去蒂，洗净，撕成瓣状；大米淘洗干净。

2.把大米、山楂、银耳放入电饭煲内，加入冰糖和适量清水，如常规煲粥方法，将其煲熟即成。

粥大夫养生经 **山楂味酸，加热后会变得更酸，可以增强胃肠道的功能，很适合消化不良的人食用。另外，烹调时可以根据个人口味加冰糖。此粥可以每日1次，当早餐食用。**

胃及十二指肠溃疡

胃及十二指肠溃疡是一种由酸性胃液刺激而发生的胃或十二指肠的内壁溃烂或受伤的疾病。胃溃疡疼痛大多出现在饭后半小时至2小时，而十二指肠溃疡疼痛则多出现在饭后2~4小时。

汤博士推荐｜肉片黄瓜汤

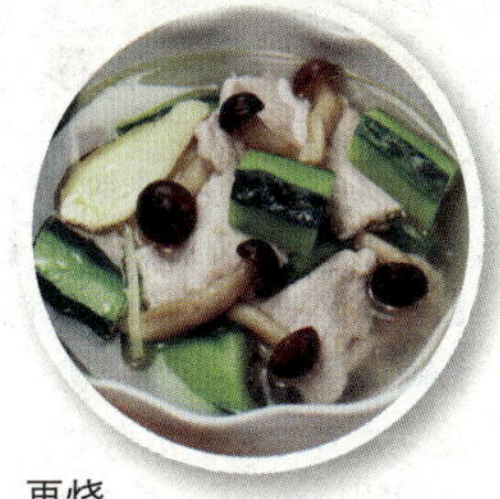

【材料】猪肉片150克，黄瓜200克，黑木耳50克，姜1片，葱段少许

【调料】料酒1小匙，鸡精半小匙，盐、白胡椒粉各适量

【做法】1. 黄瓜洗净，切成块状备用。

2.用油炒香姜片、黑木耳与黄瓜后加入料酒与水，再烧开煮5分钟，并捞除油沫。

3. 加入鸡精、盐、白胡椒粉同煮2分钟，放入猪肉片与葱段再重新烧开即可。

汤博士养生经 **黑木耳可帮助消化纤维类物质，所含的胶质还可把残留在人体消化系统内的灰尘、杂质吸附集中起来排出体外，从而起到清洁和保护胃肠的作用。**

粥大夫推荐｜花生红枣蛋糊粥

【材料】花生3大匙，红枣5个，糯米半杯，鸡蛋2个

【调料】蜂蜜适量

【做法】1. 鸡蛋打入碗内，搅匀。

2.花生去衣，与红枣、糯米煮成稀粥，加蜂蜜，随即打入蛋液，煮熟即可。

粥大夫养生经 **此粥具有醒脾和胃、润肺止咳的功效，适用于胃及十二指肠溃疡、慢性支气管炎、久咳、燥咳等。建议空腹温热食用此粥。**

胆结石

胆囊中贮存有肝脏分泌的胆汁，胆结石是由胆汁内无机盐等杂质沉淀形成的小固态物，是结晶状物质，主要沉积于胆囊、胆总管、肝内胆管中，往往导致胆管的某一部分梗阻而引起疼痛。

汤博士推荐 | 黄豆海带汤

【材料】泡好的黄豆 30 克，水发海带 150 克，瘦肉 80 克，姜、葱各适量，枸杞子少许

【调料】盐、味精、猪骨汤各适量

【做法】1. 水发海带切成小片；瘦肉切片；姜去皮切成片；葱切成葱花。

2. 油锅烧热，下入姜片炝香锅，注入猪骨汤，加入泡黄豆、水发海带，用中火煮约 5 分钟，再放入瘦肉片、枸杞子，调入盐、味精，用大火煮透，撒入葱花，出锅装碗即成。

汤博士养生经 **常吃黄豆对皮肤干燥粗糙、头发干枯大有好处，可以加快肌肤的新陈代谢，促使机体排毒，调节肝胆功能，保持身体健康。**

粥大夫推荐 | 生姜糯米粥

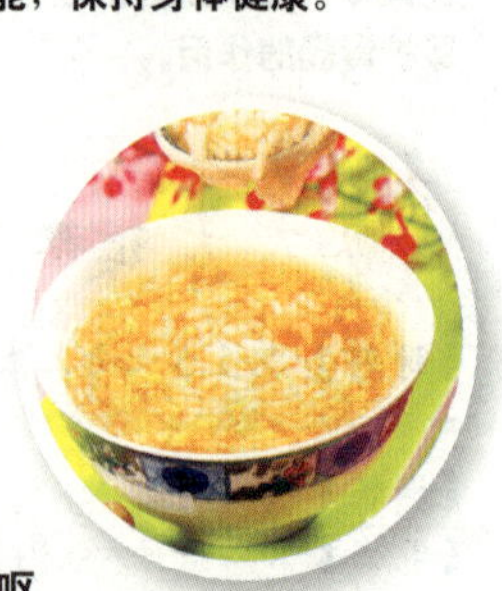

【材料】鲜生姜 6 克，糯米 3 大匙

【做法】1. 糯米淘洗干净；生姜切碎。

2. 糯米与适量水一同加入锅中，煮成稀粥。

3. 生姜加入粥锅中，再煮片刻即可。

粥大夫养生经 **生姜有温暖、兴奋、发汗、止呕、解毒等作用，适用于外感风寒、头痛、痰饮、咳嗽、胃寒呕吐等症的辅助治疗。现代医学认为，生姜可以抑制前列腺的合成，从而遏制结石的形成，因此生姜具有消炎利胆、预防结石的功效。这道生姜糯米粥具有解表、散寒、止呕、利胆的作用。建议睡前温热食用此粥。**

胆囊炎

胆囊炎是最常见的胆囊疾病，分为两种，即急性胆囊炎和慢性胆囊炎。胆囊炎常与胆结石同时存在，并且女性患者多于男性，尤其是肥胖、多次生育、40岁左右的女性发病率较高。

汤博士推荐 | 香甜蜜橘银耳汤

【材料】水发银耳200克，蜜橘1个

【调料】白糖、水淀粉各少许

【做法】1. 将银耳去蒂，洗净，放入碗中，加入少许清水，入笼蒸约1小时；蜜橘剥皮，除去筋络，取净橘瓣备用。

2. 锅置于火上，加入适量清水，先放入银耳略煮，再加入橘瓣、白糖烧开，然后用水淀粉勾薄芡即可。

汤博士养生经 **经常食用本品能补脾开胃、清肠排毒、安眠健胃，对阴虚火旺不受参茸等温热滋补的患者是一种不错的补品，对因胆汁瘀积引起的瘙痒有食疗作用。**

粥大夫推荐 | 蒲公英粳米粥

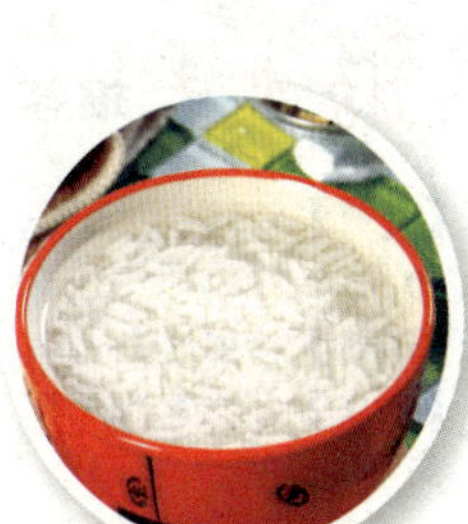

【材料】干蒲公英40～60克(鲜者60～90克)，粳米半杯

【做法】1. 蒲公英洗净，切碎；粳米淘洗干净，备用。

2. 蒲公英与适量水放入锅中煎取药汁，去渣取汁。

3. 粳米放入蒲公英汁中同煮成粥即可。

粥大夫养生经 **现代医学认为，蒲公英具有抗病原微生物、提高免疫功能、利胆及保肝等作用，可辅助治疗急性黄疸型肝炎、胃脘痛、腮腺炎及其他炎症等。这道蒲公英粳米粥具有清热解毒、消肿散结、保肝利胆的功效。**

脂肪肝

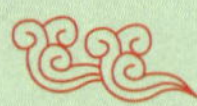

脂肪肝是因脂肪代谢紊乱，致使肝细胞内脂肪积聚过多的病变。脂肪肝多为长期酗酒、营养过剩、营养不良、糖尿病等不良习惯和慢性疾病所致，而药物性肝损害及高血脂也是脂肪肝的常见病因。

汤博士推荐｜豆皮香菇菠菜汤

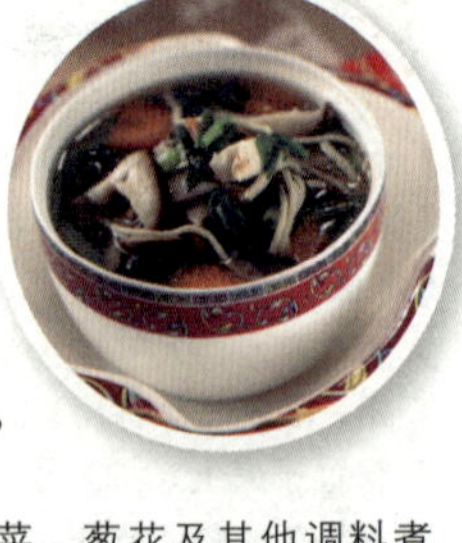

【材料】豆皮丝、菠菜各100克，香菇5朵，胡萝卜1根，葱花少许

【调料】料酒、酱油、鸡汤、盐、鸡精各适量

【做法】1. 豆皮丝用清水浸泡至软，沥干水分。

2. 香菇去蒂洗净，切十字花刀；胡萝卜洗净，去皮，切块；菠菜去根洗净，汆烫后切好备用。

3. 锅中加适量鸡汤煮沸，下香菇、胡萝卜、菠菜、葱花及其他调料煮至熟软，下豆皮丝煮5分钟，关火即可。

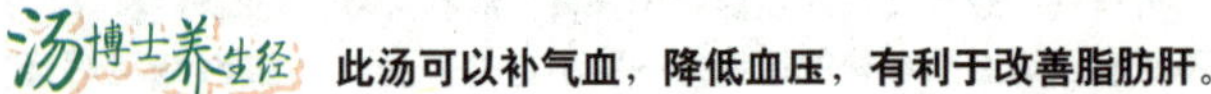

汤博士养生经 **此汤可以补气血，降低血压，有利于改善脂肪肝。**

粥大夫推荐｜西红柿葡萄双米粥

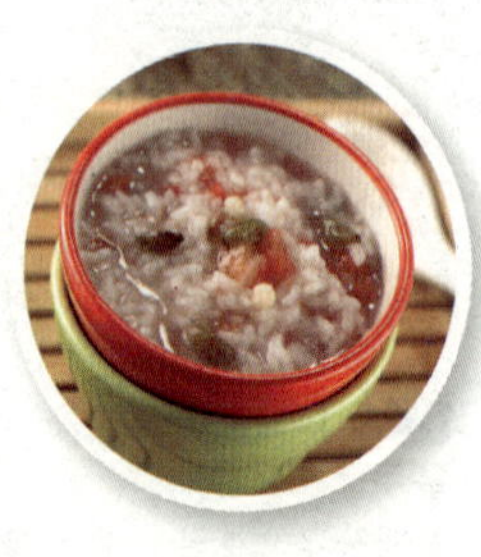

【材料】西红柿、薏米、糯米各50克，葡萄干20克

【调料】蜂蜜适量

【做法】1. 将薏米洗净，泡水4小时；糯米洗净，泡水2小时。

2. 将薏米和糯米放入锅中，加水熬煮至熟软成粥。

3. 新鲜西红柿洗净去蒂，切成块状，放入薏米糯米粥里，加入蜂蜜、葡萄干调匀，再焖10分钟即可。

粥大夫养生经 **蜂蜜对肝脏具有保护作用，能促进肝细胞再生，对脂肪肝的形成有一定的抑制作用。**

[肛肠疾病]

便秘

在医学上，若粪便滞留肠内过久，水分被过量吸收而使粪便干硬，导致排便困难、排便无规律性、排便次数少于平常且间隔时间超过72小时，称为便秘。便秘多见于老年人。

汤博士推荐 | 酸菜土豆汤

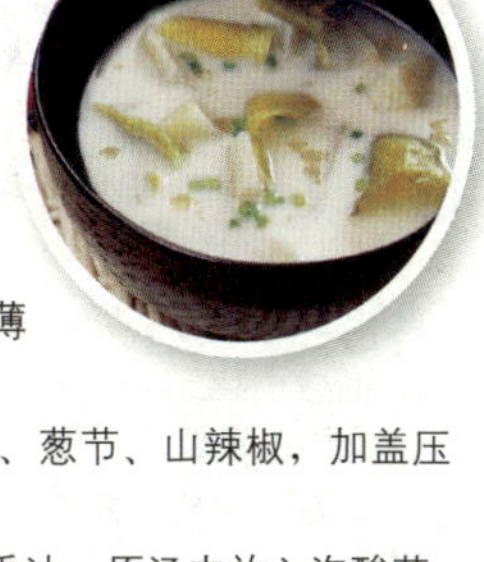

【材料】土豆300克，酸菜100克，山辣椒10个，香葱1根，姜片、葱节各适量

【调料】猪骨头汤1大碗，香油少许，盐、胡椒粉各适量

【做法】1. 土豆削皮洗净，切滚刀块；酸菜切小薄片；香葱切末。

2. 将猪骨头汤和土豆一同放高压锅内，加入姜片、葱节、山辣椒，加盖压10分钟，放气揭盖，拣去姜、葱。

3. 将土豆、山辣椒捞入碗内，撒香葱末，滴几滴香油；原汤内放入泡酸菜，加盐、胡椒粉烧开，将汤浇在碗内即可。

汤博士养生经 **土豆可促进胃肠道蠕动，可辅助治疗习惯性便秘等症。**

粥大夫推荐 | 红薯粳米粥

【材料】红薯250克，粳米100～150克

【调料】白糖2大匙

【做法】1. 将红薯洗净，连皮切成小块；粳米用水淘洗干净，除去泥沙杂质，备用。

2 在锅中加适量水与粳米同煮，煮沸后加入红薯，待粥将熟时，加入白糖调味，煮沸即可。

粥大夫养生经 **此粥能够健脾养胃，益气通便，适用于便秘、大便带血等症。红薯一定要煮透，因为红薯中淀粉的细胞膜不经高温破坏，难以消化。**

痔疮

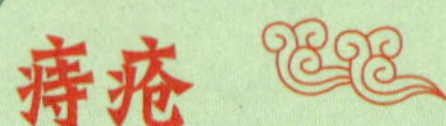

痔疮为多发病，其中，以内痔发病率为最高，发病率成年人占50%~70%，男性多于女性，多随年龄增长而逐渐加重。近年来，由于饮食结构及饮食习惯的改变，发病率明显上升。

汤博士推荐 | 土豆黄瓜汤

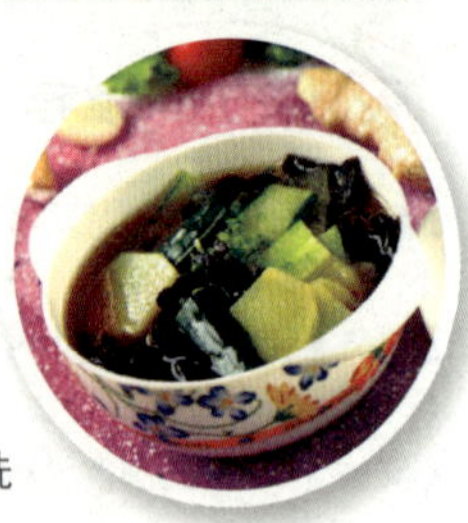

【材料】小土豆、黄瓜各100克，水发黑木耳20克

【调料】酱油、盐各适量，香油、白胡椒粉各少许

【做法】1. 土豆削皮，切片；黄瓜切片；黑木耳洗净，撕成小朵。

2.锅内放入足量水，放黑木耳和土豆煮滚，改小火煮熟，加入黄瓜片，煮滚后加酱油、盐、香油、白胡椒粉，见黄瓜片略变色即可关火。

汤博士养生经 **土豆中含有大量的膳食纤维，能促进胃肠道蠕动和加速胆固醇在肠道内的代谢，因此，既可排毒，又能预防痔疮。**

粥大夫推荐 | 香蕉菠菜粳米粥

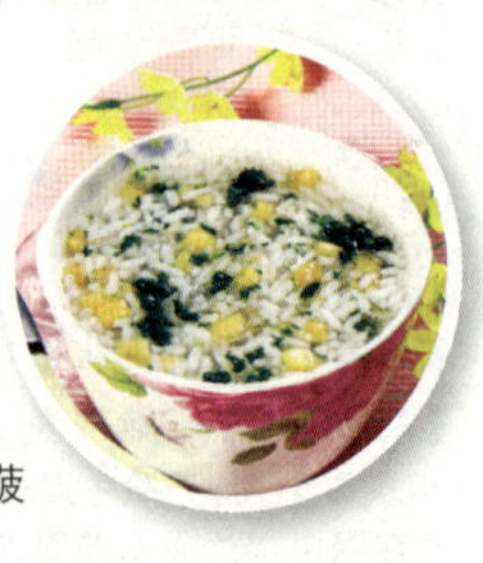

【材料】菠菜250克，香蕉250克，粳米半杯

【做法】1. 菠菜择洗干净，入沸水中汆烫，捞出过凉，挤去水分，切碎；香蕉去皮，切碎；粳米淘洗干净，备用。

2.锅内加适量水，放入粳米煮粥，八成熟时加入菠菜、香蕉，再煮至粥熟即成。

粥大夫养生经 **菠菜富含膳食纤维，可促进胃肠道蠕动，保持排便顺畅，是改善痔疮的理想食物。香蕉是真正物美价廉的优质水果，具有很好的清热解毒、利尿消肿、润肠通便、润肺止咳、降低血压、滋补、安胎功效。**

腹泻

腹泻是消化系统疾病中的常见症状之一，可分为急性腹泻和慢性腹泻。腹泻在中医上又称为泄泻，中医认为泄泻多由身体感受外邪、脏腑功能失调所致，其中以湿邪和脾胃功能失调造成的腹泻较为多见。

汤博士推荐 | 鸡蛋粉丝苋菜汤

【材料】绿色苋菜 100 克，粉丝 20 克，鸡蛋 1 个，葱花、姜丝各适量

【调料】盐、鸡精、胡椒粉、清汤各适量

【做法】1. 苋菜择洗干净，逐棵撕开；粉丝剪成段用温水泡发；鸡蛋打入碗中搅匀备用。

2. 油锅烧热，倒入蛋液转动，摊成一个薄蛋饼，晾凉后切丝备用。

3. 锅留少许底油，放入葱花、姜丝煸香后放苋菜煸炒片刻，倒入清汤，放入粉丝大火煮开后撒入蛋丝，加入适量的盐、鸡精和胡椒粉即可。

粥大夫推荐 | 花椒粳米粥

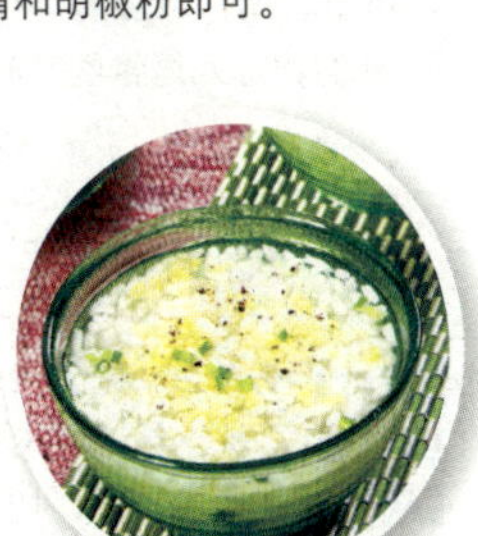

【材料】粳米 150 克，葱、姜末各适量

【调料】花椒粉 1 小匙，盐、味精各少许

【做法】1. 粳米淘洗干净，与适量水一同放入锅中熬煮成粥。

2. 葱末、姜末、盐、味精加入粥中，调匀后稍煮，趁热撒入花椒粉即可。

粥大夫养生经 **中医认为，花椒具有除湿散寒、温中止痛及杀虫之功效，主要用于中焦虚寒、吐逆腹泻、寒湿泄泻等症的治疗。这道花椒粳米粥具有温中散寒、除湿止痛及杀虫之功效，也可用于脘腹冷痛、呕吐、泄泻或蛔虫引起的腹痛、呕吐等症的食疗。**

糖尿病

糖尿病，中医称为消渴症，是由免疫功能紊乱等因素作用于机体导致胰岛功能减退而引发糖、蛋白质、脂肪、水和电解质等一系列代谢紊乱，临床上以高血糖为主要特点。

汤博士推荐 | 苦瓜猪肚汤

【材料】猪肚300克，苦瓜2根，葱段、姜片各适量

【调料】料酒、桂皮、花椒、大料、盐、鸡精、淀粉、白醋、清汤各适量

【做法】1. 将猪肚翻开用白醋和淀粉揉搓，去掉油筋杂物洗净，放入滚水中用小火煮熟捞出，晾凉切片；苦瓜洗净剖开、去瓤，入沸水中汆烫，捞出沥干，切成菱形块备用。

2. 油锅烧至六成热，放入葱段、姜片煸出香味后放入猪肚、苦瓜翻炒，烹入料酒，倒入适量清汤，放入桂皮、花椒、大料，大火烧开后改小火焖煮30分钟，加入适量的盐和鸡精即可。

粥大夫推荐 | 鹅肉粳米粥

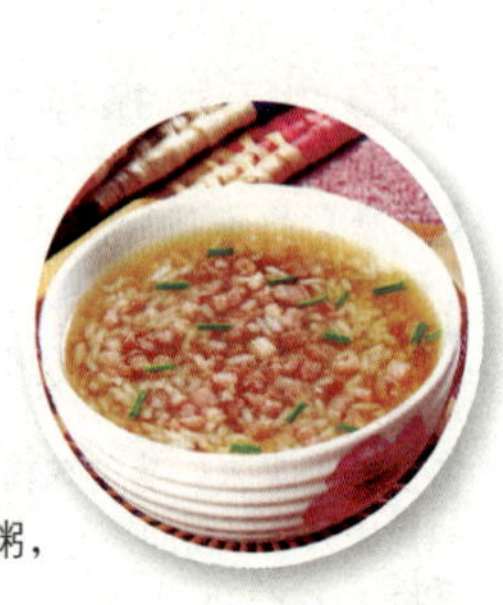

【材料】鹅肉200克，粳米150克

【调料】淀粉、料酒、花椒粉、盐、味精各少许

【做法】1. 鹅肉洗净，切小块，放入碗中，用淀粉、料酒、花椒粉拌匀，备用。

2. 粳米淘洗干净，与适量清水一同放入锅中煮粥，待沸后放入鹅肉。

3. 粥熟后，加入盐、味精调味，再煮沸1~2次即成。

粥大夫养生经 **这道鹅肉粳米粥可益气补虚，安神，也适用于脾胃虚弱所致的消瘦乏力、食少及气阴不足所致的口干思饮、咳嗽气短、消渴等症。**

高血脂

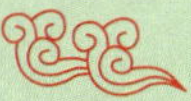

高血脂是现代都市常见病之一。人体血液中的胆固醇含量增高或三酰甘油的含量增高或两者皆增高的症状，称为高血脂。高血脂多由过食肥腻食物、缺乏锻炼所致，而遗传与环境也是导致高血脂的病因。

汤博士推荐 | 玉米虾仁汤

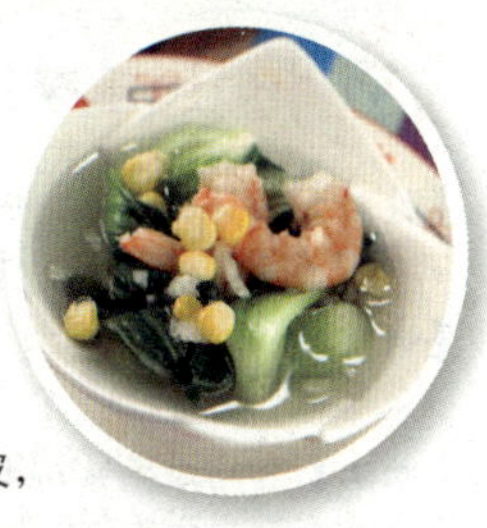

【材料】玉米粒 150 克，油菜 200 克，虾仁 50 克，洋葱半个

【调料】黄油 2 大匙，浓缩鸡汁半小匙，盐、清汤各适量

【做法】1. 油菜洗净去根，从中间切开；洋葱去皮，洗净切末备用。

2. 锅置于火上，加黄油烧化，放入洋葱末炒香后倒入适量清汤，将玉米粒、虾仁下入锅中，加盐、鸡汁，汤汁滚沸时下入油菜煮至翠绿即可。

汤博士养生经 **玉米的膳食纤维可以让人有饱腹感，减少对其他食物的摄入，从而避免摄入过多的能量和脂肪，对高血脂人群很有帮助。**

粥大夫推荐 | 麦片苦瓜肉粥

【材料】牛腩 150 克，苦瓜 100 克，粳米 200 克，燕麦片 30 克，姜片少许

【调料】味精少许，料酒 1 大匙，盐、胡椒粉各适量

【做法】1. 牛腩洗净，汆烫，除去血污；苦瓜洗净，去瓤，切块，汆烫；粳米洗净，浸泡 30 分钟；燕麦片洗净，浸泡 8 小时。

2. 锅中加入清水、粳米、燕麦片，大火烧沸，下入牛腩、姜片、盐、味精、料酒、胡椒粉搅匀，转小火煮 1 小时，再下入苦瓜煮 10 分钟即可。

骨质疏松

骨质疏松指全身骨骼成分减少，主要表现为骨组织内单位体积中骨量减少，即骨矿物质和骨基质随年龄的增加等比例地减少，骨组织的显微结构发生改变而致使其骨组织的正常荷载功能发生变化。

汤博士推荐｜香菇鸡肉毛豆汤

【材料】鸡腿150克，香菇、毛豆粒各100克，西红柿1个，鲜海带50克，碎洋葱粒1大匙

【调料】盐适量，料酒1大匙，蚝油、味精各半大匙

【做法】1.鸡腿洗净切块，汆烫，捞出沥干水分。

2.洗净海带表面的杂质，切片；香菇去蒂洗净切块；西红柿洗净切块，去蒂，再切块。

3.油锅烧热，先炒软洋葱、西红柿，再倒入适量的清水，加鸡腿煮30分钟，下入其他材料，煮至鸡腿熟烂后，加调料续煮入味即可。

粥大夫推荐｜排骨丝瓜粥

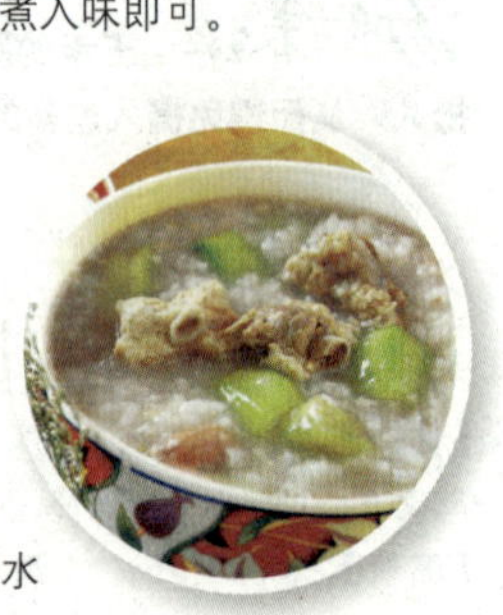

【材料】大米半杯，排骨150克，丝瓜100克，花生3大匙，姜8片

【调料】盐适量，胡椒粉少许

【做法】1.大米洗净，沥干，拌入盐小半匙及1大匙油腌20分钟；排骨洗净，斩小块，放入沸水内汆烫，取出冲净；丝瓜刨去硬边，切块，备用。

2.锅内加水，放入花生、排骨及4片姜煮滚，改用中火煲30分钟，然后加大米，再煲45分钟成粥。

3.油锅烧热，爆香4片姜，放入丝瓜炒香。然后把丝瓜放入粥内，续煲至丝瓜熟。拌入盐1小匙，胡椒粉少许调匀即可。

骨折

骨折是指骨与骨小梁的连续性发生中断，完全或部分断裂，骨骼的完整性遭到破坏的一种体征。骨折通常分为闭合性骨折、开放性骨折、外伤性骨折及病理性骨折，病理性骨折指发生在原有骨病部位者。

汤博士推荐 | 枸杞黑豆羊骨汤

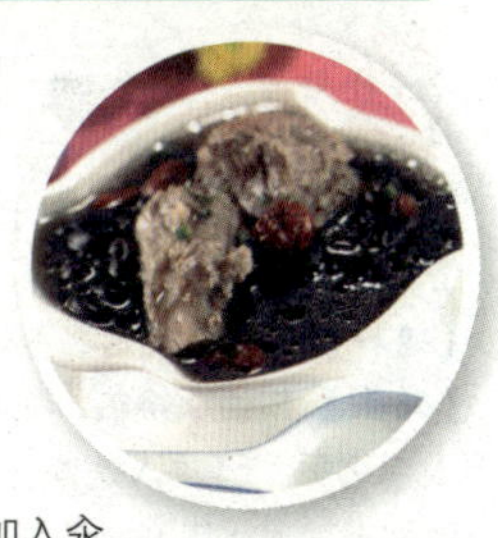

【材料】羊骨350克，红枣30颗，枸杞子20克，黑豆50克

【调料】酱油、盐各适量

【做法】1.羊骨洗净砸碎，沸水汆烫。

2.将枸杞子、红枣挑去杂质，洗净。

3.黑豆洗净，加水浸泡2小时，然后放入锅中，加入汆烫好的羊骨块、枸杞子、红枣，用大火煮沸，后用小火炖煮至烂熟。加入酱油、盐调味即可。

汤博士养生经 **羊骨中含有磷酸钙、碳酸钙、骨胶原等成分，可用于骨折、血小板减少性紫癜、再生障碍性贫血、筋骨疼痛等病症的补食。**

粥大夫推荐 | 奶香麦片粥

【材料】粳米100克，鲜牛奶500毫升，麦片50克

【调料】白糖适量

【做法】1.将粳米淘洗干净。

2.将粳米与适量清水同放入锅中，大火煮沸后转小火煮约30分钟至粥稠，加入麦片，以中火煮沸，再加入鲜牛奶，搅拌均匀，熟后以白糖调味即可。

粥大夫养生经 **牛奶中含有丰富的钙，可以充分满足骨折患者对钙的需求。牛奶应后放，否则营养成分会流失。**

关节炎

关节炎是常见的慢性疾病之一，其中较常见的有风湿性关节炎、类风湿性关节炎、外伤性关节炎、骨性关节炎及化脓性关节炎。骨性关节炎是世界头号致残性疾病，严重时可使人丧失全部活动能力。

汤博士推荐 | 豆腐海鱼汤

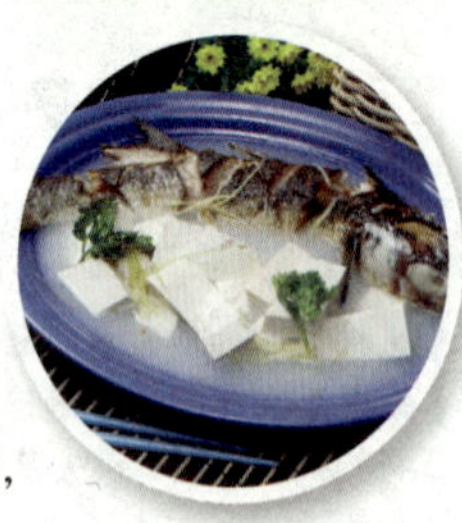

【材料】中型海鱼1条，长形豆腐1块，姜6片，香菜1棵，葱段2根

【调料】料酒1大匙，盐适量，胡椒粉少许

【做法】1. 油锅烧热，先将葱段、姜2片切片后入锅爆香，再放入洗净、擦干的海鱼，两面略煎，随即淋料酒1大匙，并加入清水烧开。

2. 改小火，豆腐切块后放入同烧，拣除葱段、姜片，另将4片姜切丝放入。

3. 待入味并熟软时，放盐、胡椒粉。香菜切碎，盛出后撒入汤内即成。

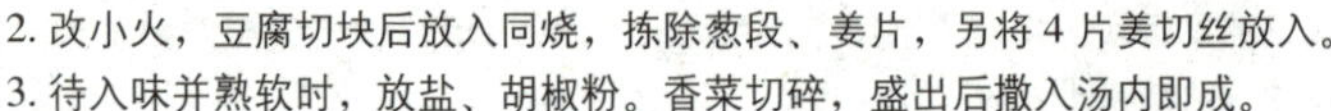

汤博士养生经 **这道菜含有丰富的蛋白质和维生素，且易消化，能为关节炎患者提供所需的营养。豆腐不但有利于减肥，还能使皮肤嫩滑，免生暗疮。**

粥大夫推荐 | 绿茶粥

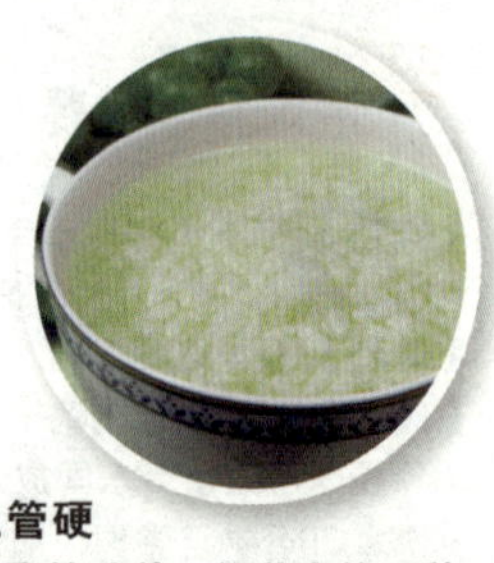

【材料】绿茶粉2小匙，大米1杯

【做法】1. 大米淘洗干净，放入锅中，加适量水煮粥，以大火煮沸后，再转小火煮至米粒熟软。

2. 粥中撒上绿茶粉，拌匀即成。

粥大夫养生经 **绿茶具有抑菌、防衰老和血管硬化、抑制突变、防止辐射损伤、降低胆固醇和血脂等功效。绿茶中的两种化合物可阻碍能损害软骨的酶形成，从而预防关节炎。因此，平时常饮绿茶可维持骨骼健康，也可食用以绿茶烹制的养生粥膳。这道绿茶粥可有效抑菌、瘦身，并在一定程度上预防风湿性关节炎。**

[皮肤科疾病]

痤疮

痤疮俗称“青春痘”，是一种多发于青少年的毛囊皮脂腺的慢性皮肤炎症。通常此病女性比男性发病早，而男性比女性病情重。此病病程慢，常持续至成人期，30岁以后逐渐趋向稳定或痊愈。

汤博士推荐｜紫菜黄瓜汤

【材料】黄瓜100克，紫菜50克，姜末适量

【调料】盐、味精各适量

【做法】1.黄瓜洗净，切片。

2.紫菜用清水泡发，并换1~2次水以清除污染、毒素。

3.将黄瓜片同紫菜、盐、姜末放入锅内，加适量清水，烧沸后加味精调味，即可食用。

汤博士养生经 **紫菜营养丰富，含有丰富的矿物质和膳食纤维，具有补肾养心、化痰软坚、清热利水的功效。可以治疗痤疮、甲状腺肿大、水肿、慢性支气管炎、咳嗽、脚气、高血压等症。**

粥大夫推荐｜芦荟粳米粥

【材料】芦荟15克，土豆60克，粳米150克

【调料】白糖1大匙

【做法】1.将芦荟洗净，切3厘米见方的块；土豆去皮，切2厘米见方的块；粳米淘洗干净。

2.将芦荟、粳米、土豆同放锅内，加适量清水，大火烧沸，再用小火煮35分钟，加入白糖搅匀即成。

粥大夫养生经 **芦荟是美容的极佳食材，其中有不少成分对皮肤有良好的营养滋润作用，对皮肤粗糙、面部皱纹、瘢痕、雀斑、痤疮等均有一定疗效。**

皮肤瘙痒

皮肤瘙痒是一种自觉症状，临床上把只有瘙痒感而无原发性皮肤损害的皮肤瘙痒称为瘙痒症。皮肤瘙痒好发于中老年人，多见于冬天和夏天。发痒的程度也不定，往往间歇出现或连续不断。

汤博士推荐 | 鲜蔬汤

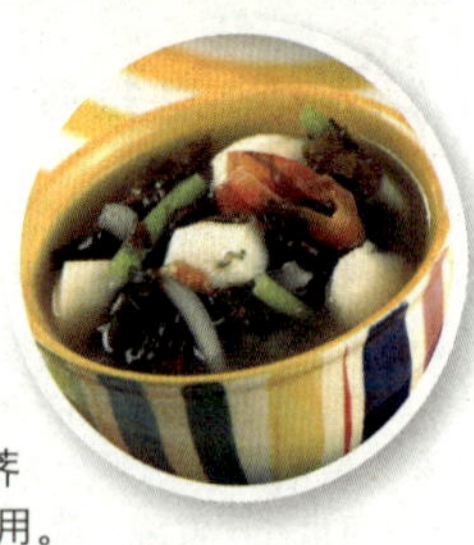

【材料】芹菜100克，西红柿1个，荸荠10颗，洋葱50克，紫菜10克

【调料】盐半小匙，鸡汤适量

【做法】1.将芹菜择洗干净，切成小段；西红柿洗净，切成薄片；紫菜泡软，洗去泥沙；荸荠去皮，洗净，切成块；洋葱去皮，洗净，切丝备用。

2.锅中加入鸡汤，待烧开后，先放入紫菜、芹菜段、西红柿片、荸荠块、洋葱丝煮熟，再加入盐调匀，即可出锅装碗。

汤博士养生经 **芹菜具有平肝健胃的功效，它能兴奋中枢神经，促进胃液分泌，增进食欲，并有祛痰的作用，对皮肤瘙痒也有一定的食疗功效。**

粥大夫推荐 | 马齿苋红小豆粥

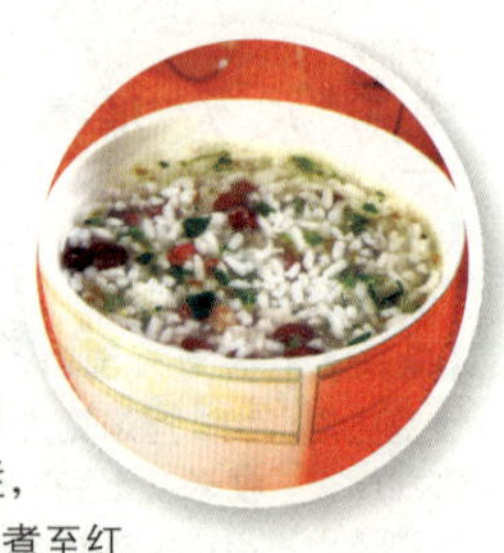

【材料】马齿苋30克，红小豆2大匙，粳米半杯

【做法】1.马齿苋择洗干净，入沸水中汆烫沥干后切段；粳米淘洗干净。

2.红小豆洗净，放入砂锅中，加入适量清水，以大火煮沸，再改用小火煮30分钟，待红小豆熟烂，加入粳米，视需要可加适量温开水，继续用小火煮至红小豆、粳米熟烂如酥，加入马齿苋小段，拌匀，再煮至沸即可。

粥大夫养生经 **红小豆具有消肿、解毒、排脓等功效。皮肤瘙痒者可常食此粥，以改善瘙痒症状。**

湿疹

湿疹是由多种内外因素所致的一种常见且伴有瘙痒的过敏性皮肤病，分为急性湿疹、亚急性湿疹和慢性湿疹三种。其中，急性、亚急性湿疹自然病程为2~3周，之后常转为慢性，且易复发。

汤博士推荐 | 肉末土豆汤

【材料】猪肉 200 克，土豆 100 克，荷兰豆 50 克，洋葱半个，姜丝少许

【调料】盐、料酒、鸡精各适量

【做法】1. 猪肉洗净，切末；土豆洗净去皮，切块；荷兰豆洗净，切块；洋葱切末，备用。

2.油锅烧热，依次下洋葱末、姜丝、猪肉末、料酒翻炒片刻，然后倒入适量清水，加土豆、盐、鸡精煮至土豆断生，下入荷兰豆煮15分钟即可。

汤博士养生经 **中医认为土豆有和胃调中、活血消肿、益气强身等功效，可辅助治疗消化不良、习惯性便秘、神疲乏力、皮肤湿疹等症。**

粥大夫推荐 | 红薯枣粥

【材料】红薯 200 克，红枣 9 个，粳米 100 克

【调料】红糖适量

【做法】1. 将红薯洗净，切成小块；红枣洗净；粳米去杂质，洗净备用。

2.锅内加适量水，放入红枣、粳米煮粥，五成熟时加入红薯块，再煮至粥熟，调入红糖即成。

粥大夫养生经 **红薯也是一种药食兼用的健康食品，其中含有大量膳食纤维，在肠道内无法被消化吸收，能刺激肠道，增强蠕动，通便排毒，尤其对湿疹有较好的疗效。**

中耳炎

中耳炎是鼓室黏膜的炎症，常在耳的中部发生感染。病菌进入鼓室后，当机体的抵抗力减弱或细菌毒素增强时就会产生炎症。中耳炎常伴发于普通感冒、流感或其他类型的呼吸道感染。

汤博士推荐｜苦瓜西红柿汤

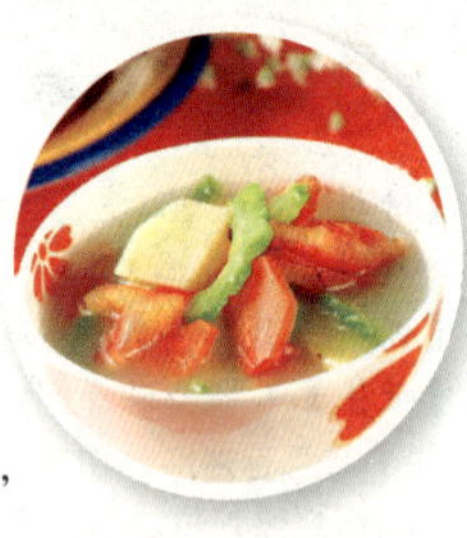

【材料】苦瓜1根，西红柿2个，土豆1个，胡萝卜半根，洋葱片少许

【调料】盐适量，味精少许

【做法】1. 苦瓜洗净，剖开去子，切条；西红柿洗净切块；土豆去皮，切块；胡萝卜洗净，去皮，切片，备用。

2. 油锅烧热，下洋葱片、胡萝卜片、土豆炒至半熟后，下入西红柿炒软，倒入适量清水煮沸，下入苦瓜、盐、味精煮至入味即可。

汤博士养生经 **苦瓜中的有机碱不但能刺激人的味觉神经，增进食欲，强身健体。另外，苦瓜有清热解毒的功效，可用于中耳炎的食疗。**

粥大夫推荐｜香椿粥

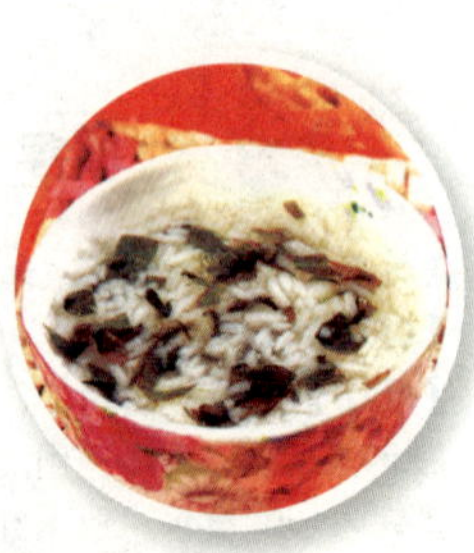

【材料】香椿嫩叶100克，粳米半杯

【调料】香油1大匙，盐少许

【做法】1. 香椿嫩叶清洗干净，切成碎末。

2. 粳米淘洗干净，放入锅中，加清水烧开。

3. 加入香椿叶熬煮成粥后加入香油、盐调匀即成。

粥大夫养生经 **中医认为，香椿具涩血止血、固精、燥湿、清热解毒、健胃理气、润肤明目等功效，可缓解疮疡、脱发、目赤、肺热咳嗽等病症，对急慢性菌痢、膀胱炎、尿道炎、子宫内膜炎、阴道炎、赤白带下等有辅助食疗作用。这道香椿粥具有较好的消炎功效，适用于中耳炎。**

鼻炎

鼻炎是指鼻腔黏膜和黏膜下组织的炎症，表现为充血或者水肿，经常伴有鼻塞、流清水涕、鼻痒、咳嗽等症状。当鼻内出现炎症时，鼻腔内就会分泌大量的鼻涕，并可以因感染而变成黄色。

汤博士推荐 | 柠檬香菇汤

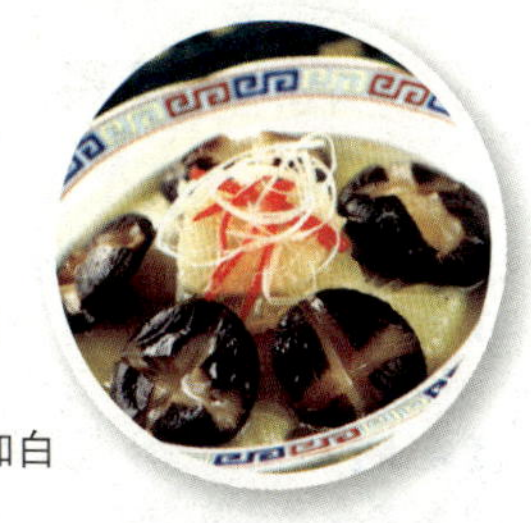

【材料】香菇200克，柠檬1个，红椒丝少许

【调料】白糖、高汤各适量

【做法】1.将柠檬洗净，切片，再留少许柠檬皮切丝备用；香菇去柄洗净，切十字花刀。

2.锅中加高汤煮沸，放柠檬、香菇、红椒丝，加白糖煮至入味即可。

汤博士养生经 **香菇肉脆嫩、味鲜美、营养丰富，是益寿延年的上品，有益气丰肌、补气益胃、降压降脂的功效，适于鼻炎的食疗。做这款汤时注意应该等高汤烧开后再下蔬菜，这样可以保持蔬菜鲜嫩，减少营养损失。**

粥大夫推荐 | 西红柿丝瓜粥

【材料】丝瓜500克，西红柿3个，粳米半杯，葱花、姜末各适量

【调料】盐少许

【做法】1.丝瓜洗净，去皮，切小片；西红柿洗净，切成小块，备用。

2.粳米淘洗干净，放入锅内，加适量清水，置于火上煮沸，改小火煮至八成熟，放入丝瓜、葱花、姜末、盐煮至粥熟，放西红柿稍炖即成。

粥大夫养生经 **这道西红柿丝瓜粥具有清热、化痰、止咳、生津、除烦的功效，适用于鼻炎。**

口腔溃疡

口腔溃疡，又称为“口疮”，是一种反复发作的慢性口腔黏膜病，好发于青壮年，女性多于男性，一般10天左右可痊愈。该病与机体抵抗力下降、情绪失调、真菌感染及营养缺乏有关。

汤博士推荐 | 胡萝卜菜汤

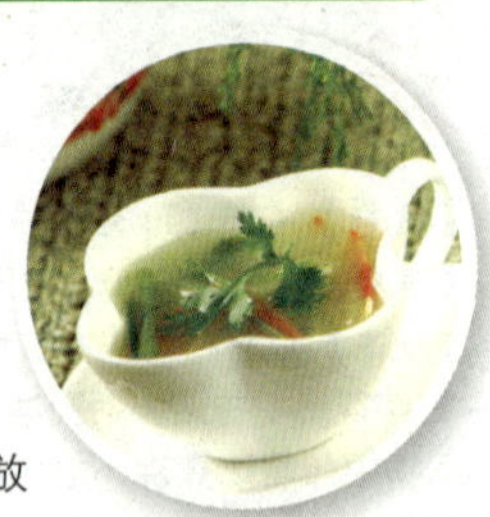

【材料】胡萝卜1根，洋葱、香菜各50克，香芹100克

【调料】鲜汤适量，盐、味精、胡椒粉、香油各少许

【做法】1.将胡萝卜、洋葱、香芹、香菜洗净，放入锅内氽烫至熟。

2.将蔬菜捞出，晾凉后切成细丝，再放入锅内，加入鲜汤煮沸，再加入盐、味精、胡椒粉，淋上香油即成。

汤博士养生经 **胡萝卜能增强人体免疫力，预防各种感染，还有抗癌作用，并可减轻癌症病人的化疗反应，对人体许多脏器有滋养及保护作用。**

粥大夫推荐 | 山药莲子粥

【材料】山药30克，莲子、芡实各15克，白茯苓20克，薏米50克

【调料】白糖适量

【做法】1.将山药、莲子、白茯苓、芡实、薏米用水洗净，加水浸泡30分钟。

2.再将所有材料连同泡过的水一起放入锅中，以大火煮，待粥将熟时加入白糖即可。

粥大夫养生经 **此粥中的多种材料都是美容的好食材，山药可以延缓衰老、提高免疫力，莲子则能帮助人体排毒，口腔溃疡者可食用此粥。**

牙痛

牙痛是口腔科牙齿疾病常见的症状之一。很多牙病能引起牙痛，如龋齿、急性牙髓炎、慢性牙髓炎、牙周炎、牙龈炎等。此外，还可导致某些神经系统疾病，如三叉神经痛、周围性面神经炎等。

汤博士推荐 | 荸荠甘蔗胡萝卜汤

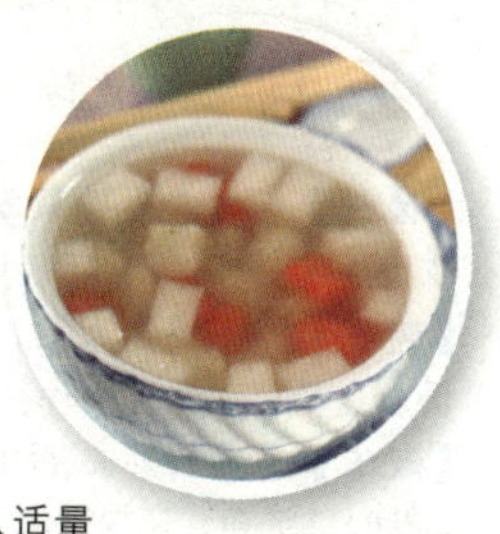

【材料】荸荠、胡萝卜各200克，甘蔗300克

【调料】冰糖适量

【做法】1.将甘蔗切成10厘米长的段，再从中间切成4块；荸荠洗净，切块；胡萝卜洗净，去皮，切成块状。

2.将所有材料放入煲中，加水炖1小时，最后加入适量的冰糖调味即可。

汤博士养生经 **本汤含丰富的膳食纤维、胡萝卜素等营养物质，有活络气血、清肠排毒、清热降火的功效，可缓解疼痛，改善牙痛的症状。**

粥大夫推荐 | 鸭蛋牡蛎粥

【材料】熟咸鸭蛋2个，干牡蛎50克，粳米4大匙

【做法】1.粳米淘洗干净，备用。

2.粳米放入锅中，加适量水，煮成粥。

3.将咸鸭蛋去壳、切碎，与干牡蛎一起放入粥锅内，再煮片刻即可。

粥大夫养生经 **鸭蛋中的各种矿物质，特别是人体所需的铁和钙，有益于牙齿与骨骼的发育，并能预防贫血。牡蛎具有养肝解毒、提高性功能、消除瘀血、提高免疫力、促进新陈代谢等功效。二者与粳米一起煮粥对牙齿发育较有益处，可缓解牙痛，尤其适用龋齿型牙痛。**

阳痿

阳痿是男性性功能障碍，是指男性在性交时阴茎不能勃起或勃起不全而致不能进行性交，阳痿常与遗精、早泄并见。临床上将阳痿大致分为两类，即器质性阳痿和心理性阳痿。

汤博士推荐｜鲜虾卷心菜鲜辣汤

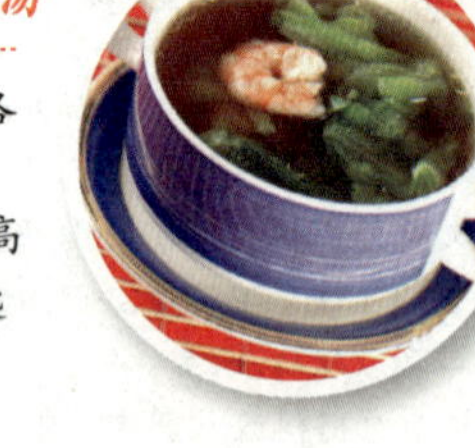

【材料】鲜虾、卷心菜各100克，蒜、姜末各少许

【调料】番茄酱1大匙，辣酱1小匙，盐、高汤各适量，胡椒粉少许，黄油、料酒各2大匙

【做法】1.将鲜虾去壳和虾线，洗净。

2.卷心菜洗净，切块待用。

3.锅置于火上，烧热黄油，下入蒜末、姜末、辣酱、番茄酱炒香，然后再下入鲜虾、卷心菜拌炒，烹入料酒，倒入适量高汤，加入盐、胡椒粉煮至入味即可。

汤博士养生经 **此汤具有壮阳补肾、健胃、开胃除湿的功效，肾虚体弱、食欲不佳者可经常食用。**

粥大夫推荐｜冬虫夏草小米粥

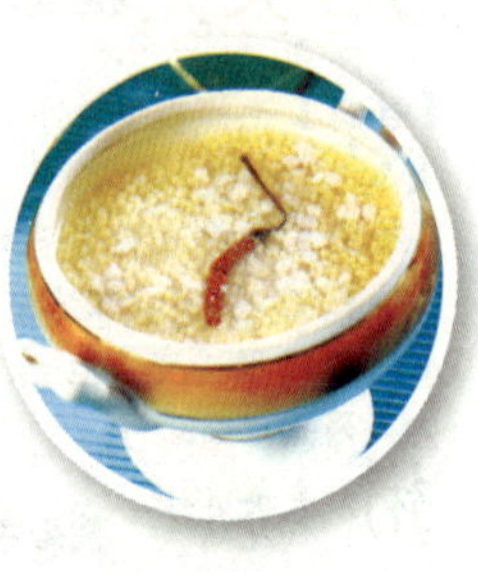

【材料】冬虫夏草10克，猪瘦肉50克，小米100克

【做法】1.将冬虫夏草用布包好;猪肉切成细片。

2.将药包与小米、猪肉一同放入锅中，加适量水煮粥。

3.待粥熟时，取出药包，即可食用。

粥大夫养生经 **这道冬虫夏草小米粥具有养阴润肺、补肾益精、补虚损的功效，可用于肺肾阳虚或阴虚、虚喘、痨嗽、咯血、阳痿、遗精。**

早泄

早泄是指在成年男女性交之始，男性阴茎虽能勃起，但随即过早排精，排精之后因阴茎萎软而不能进行正常性交的现象。早泄要根据病症特征和外在表现进行治疗，要合理、对症用药，以免加重病情。

汤博士推荐 | 鲜虾青苹果姜汤

【材料】大虾500克，青苹果1个，姜片、香菜少许

【调料】盐、胡椒粉、橙汁各适量，鱼露1大匙，柴鱼高汤8杯

【做法】1.将大虾洗净剥去外壳（外壳留用），挑除虾线；青苹果洗净，切块；香菜洗净，切碎末；姜片洗净。

2.锅中加入柴鱼高汤，煮沸后下入虾壳、姜片煮10分钟，去渣取汁，下入青苹果及盐、胡椒粉、橙汁、鱼露煮沸，再下入鲜虾仁氽煮变红，撒入香菜末即可。

粥大夫推荐 | 当归羊肉粥

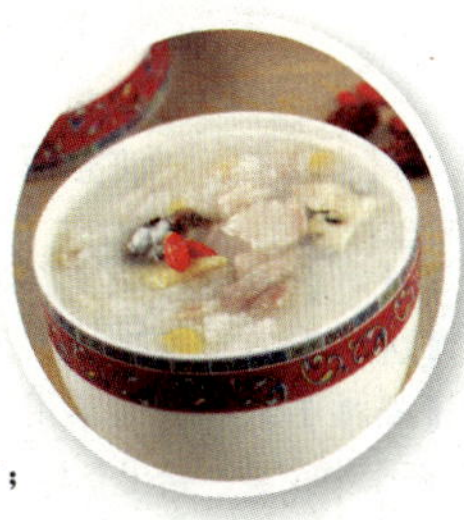

【材料】当归15克，羊肉100克，粳米250克，姜、葱各适量

【调料】料酒2小匙，盐适量，胡椒粉、味精各少许

【做法】1.姜切片；葱切段；当归用水浸透，切薄片；羊肉洗净，煮去血水，切成片；粳米淘洗干净。

2.将粳米、姜、葱、料酒、羊肉、当归同放锅内，加适量清水，用大火煮沸，再用小火煮35分钟，加入盐、味精、胡椒粉，搅匀即可。

粥大夫养生经 **中医认为，羊肉具有补肾壮阳的作用，适合男士经常食用。另外，贫血患者、年老体虚的慢性支气管炎患者也可常食用此粥。**

遗精

遗精是指在没有进行性交时男性就开始射精的现象，临床上将遗精分为生理性遗精和病理性遗精。清醒时发生的遗精称为滑精；睡觉时发生的遗精称为梦遗；精满而遗者则称为溢精。

汤博士推荐｜西红柿翅根汤

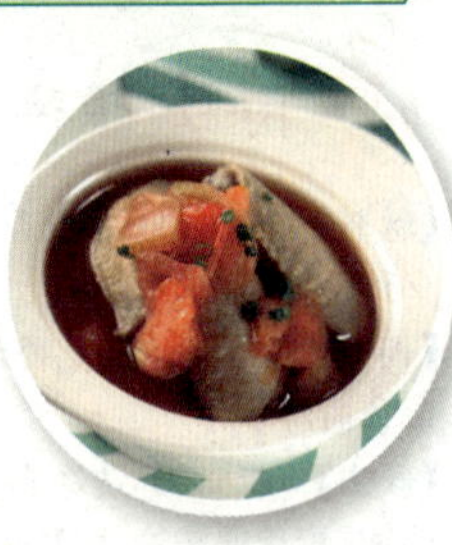

【材料】鸡翅根200克，西红柿3个，碎芹末、葱花、姜丝各少许

【调料】盐适量，大料1粒，料酒2小匙，高汤2碗

【做法】1.将鸡翅根洗净擦干。

2.西红柿洗净，放入沸水中汆烫去皮，切块。

3.油锅烧热，下入葱花、姜丝、鸡翅根、西红柿翻炒均匀，烹入料酒，倒入适量高汤，加大料煮至入味后，拣出大料，加盐，撒入碎芹末即可。

汤博士养生经 **西红柿、芹菜含有丰富的维生素和矿物质，适合营养不良者食用。此汤温中益气、补精增髓。**

粥大夫推荐｜韭菜粳米咸味粥

【材料】鲜韭菜60克，粳米100克

【调料】盐适量

【做法】1.将鲜韭菜用清水洗净，切碎，放入开水中汆烫，捞出备用。

2.粳米淘洗干净，用水浸泡30分钟，捞出，备用。

3.将粳米放锅中加适量水煮成粥，待粥沸后，加入韭菜，用盐调味即可。

粥大夫养生经 **此粥能够补肾壮阳、固精止遗、健脾暖胃，适用于虚汗久痢的阳痿、早泄、遗精、白浊等。**

[妇科疾病]

月经不调

中医认为，导致月经不调的原因主要包括心情抑郁、体质虚弱、饮食不当、不良的生活习惯等，这些会造成脏腑功能紊乱、气血失调。因此，治疗月经不调主要应以调理气血、平衡脏腑功能为主。

汤博士推荐｜丝瓜豆腐汤

【材料】丝瓜320克，豆腐200克

【调料】盐适量

【做法】1.将丝瓜刨去外皮，洗净，斜切成厚块；豆腐洗净，切块。

2.油锅烧热，将丝瓜爆炒一会儿，然后加适量清水烧开，将豆腐放入锅中，滚沸。

3.加盐调味即可。

汤博士养生经 **中国的草药书籍中记载，丝瓜有通经络、行血脉、凉血解毒的功效。许多女性有月经不调的问题，平时饮食上注意多吃丝瓜，对调理月经不调有益处。另外，豆腐的营养也很丰富，含有大量的钙和优质蛋白质，所以此汤可以提供均衡的营养。**

粥大夫推荐｜鸡蛋糯米粥

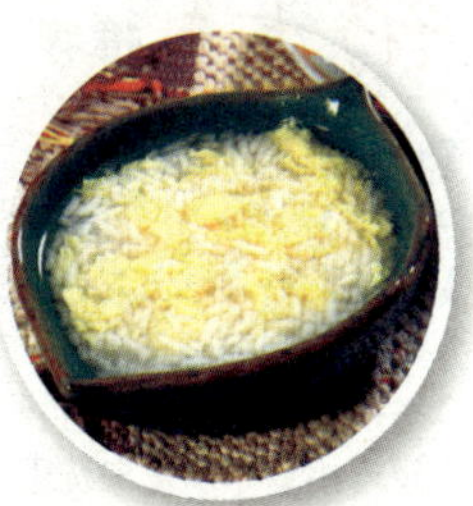

【材料】鸡蛋2个，糯米50克

【调料】白糖适量

【做法】1.糯米淘洗干净；鸡蛋敲破，打散。

2.糯米放入锅中，加适量水煮成粥。

3.粥将熟时，放白糖，淋入鸡蛋，稍煮即可。

粥大夫养生经 **这道鸡蛋糯米粥具有清肺利咽、滋阴润燥、补血健体的功效，适用于热烦燥咳、目赤咽痛、月经不调、体弱血虚等症，十分适合秋燥时节食用。**

更年期综合征

更年期综合征是指由于卵巢功能衰退，雌激素分泌水平下降而引起植物神经系统功能失调的综合征，多发于46~50岁的中年女性。更年期时女性的生殖器官慢慢萎缩，最后丧失生育功能。

汤博士推荐｜虫草乌鸡汤

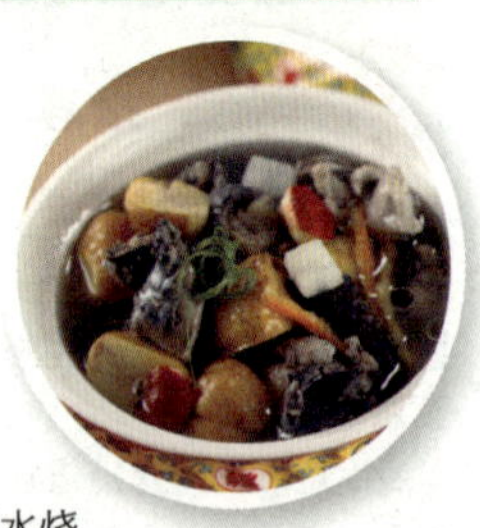

【材料】乌鸡1只，淮山30克，板栗50克，山楂10克，冬虫夏草15克，陈皮、姜片各少许

【调料】盐适量

【做法】1. 将乌鸡宰杀处理干净，斩掉头脚；其他材料洗净，备用。

2.把乌鸡从中间切开，然后斩大块，锅内加适量清水烧沸，放入乌鸡汆烫去除血污，捞出沥干。

3.煲内加清水烧沸，放所有材料用大火煮滚，转至小火煲2小时，放盐即可。

汤博士养生经 **中医认为，冬虫夏草入肺肾二经，是唯一能同时平衡和调节阴阳的中药，此汤可有效缓解更年期的各种不适。**

粥大夫推荐｜栗子猪腰粳米粥

【材料】栗子50克，猪腰1个，粳米100克，葱、姜各少许

【调料】料酒2大匙，盐适量

【做法】1. 将栗子去皮切碎；猪腰洗净切块。

2.将猪腰入沸水中，加料酒汆烫一下，捞出，备用。

3.粳米用清水反复淘洗干净，除去杂质，与栗子、猪腰共同放入砂锅中，加适量清水，加入葱、姜末，出锅前加入盐调味即成。

粥大夫养生经 **本粥中的猪腰及栗子均是补肾的上好食材，有养阴补肾的功效，适用于肾虚热的更年期女性食用。**

子宫肌瘤

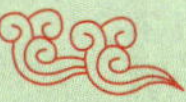

子宫肌瘤主要由子宫平滑肌细胞增生而形成，其确切名称应为子宫平滑肌瘤，是女性生殖器官中最常见的一种良性肿瘤。子宫肌瘤多见于40~50岁的女性，随着年龄的增长，发病比例逐渐上升。

汤博士推荐｜百合桂圆牛腱汤

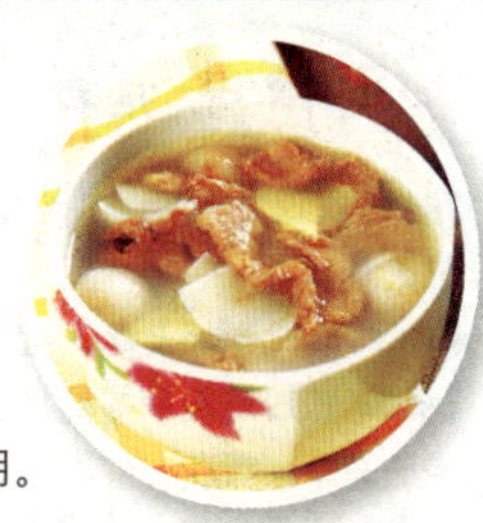

【材料】新鲜百合 2 个，新鲜桂圆 10 个，牛腱肉 300 克，生姜适量

【调料】盐适量

【做法】1. 将鲜百合洗净；桂圆去壳、核，取肉，备用；牛腱肉洗净，切片，放入清水中汆烫，备用。

2.生姜洗净，去皮，切片。

3.将砂锅置于火上，加入适量的清水，大火烧开后，投入全部材料，中火煲约2小时，用盐调味即可。

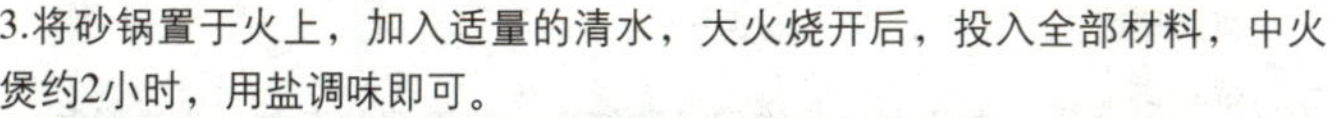

汤博士养生经 **内分泌失调会诱发多种疾病，如黄褐斑、月经不调、子宫肌瘤等症。研究发现，桂圆可有效抑制子宫肌瘤，经常食用桂圆对改善内分泌失调大有帮助。**

粥大夫推荐｜芹菜粳米粥

【材料】粳米 1 杯，芹菜连根 120 克

【调料】盐适量

【做法】1. 芹菜连根洗净，切成 2 厘米长的段，放入锅内；粳米淘洗干净。

2. 粳米放入锅内，加适量水用大火烧开，然后改小火熬煮。粥熟时，加盐调味即可。

粥大夫养生经 **芹菜可缓解高血压、头晕、烦渴、水肿、女性月经不调、赤白带下等病症。芹菜还具有一定的抑制肿瘤生长、补血等作用。**

崩漏带下

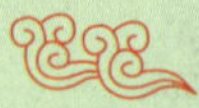

所谓崩漏是指女性不在行经期间，阴道大量出血或持续出血、淋漓不断的现象，以青春期和更年期女性较为多见。带下是指以带下量多或色、质、气味发生异常为主要表现的妇科常见病。

汤博士推荐｜红枣枸杞鸡汤

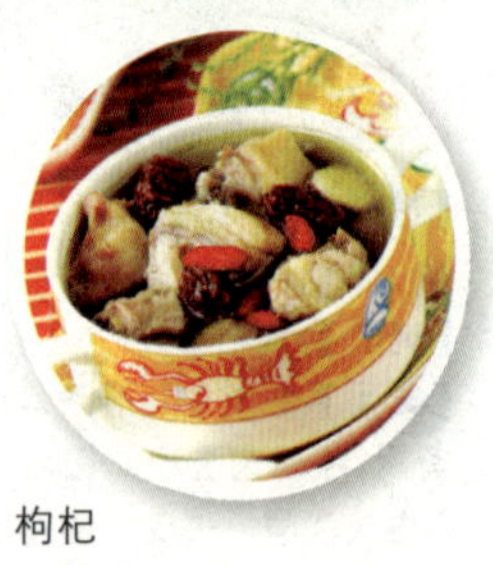

【材料】鸡腿1个，黄芪4片，红枣8个，枸杞子适量

【调料】醪糟1大匙，盐适量

【做法】1. 鸡腿剁成数块，放入沸水中略汆烫后捞出洗净，黄芪、红枣、枸杞子略洗备用。

2.准备炖盅，放入准备好的鸡腿、黄芪、红枣、枸杞子，调入醪糟、盐密封，放入蒸笼蒸炖1小时即可食用。

汤博士养生经 **本汤中加入枸杞子和红枣，对于四肢无力、头晕目眩、手脚冰冷者相当有效，也可调理内分泌及月经不调，对于崩漏带下有较好的食疗功效。**

粥大夫推荐｜香浓鸡味粳米粥

【材料】老母鸡1只，粳米100克，葱、姜各少许

【调料】盐少许

【做法】1. 鸡去毛及内脏，切碎，煮烂取汁；粳米淘洗干净，备用。

2.取适量汤汁与粳米一同放入锅中，再加入葱、姜、盐煮粥即可。

粥大夫养生经 **这道香浓鸡味粳米粥具有大补气血、温中填精的功效，适用于虚痨羸瘦、气血双亏、乏力萎黄、小便频数、崩漏滞下。**